Carola Ries von Heeg

Tumor raus – rein ins Leben!

Mein erfolgreicher Überlebenskampf
gegen den Krebs

Ein Wegweiser zum Gesundwerden

Plus CD: Das Wichtigste zum Anhören

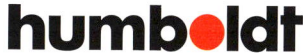

Bibliografische Information der Deutschen Nationalbibliothek
Die Deutsche Nationalbibliothek verzeichnet diese Publikation in der Deutschen National-
bibliografie; detaillierte bibliografische Daten sind im Internet über http://dnb.ddb.de abrufbar.

ISBN 978-3-86910-307-5

Dieses Buch gibt es auch als E-Book: ISBN 978-3-86910-932-9

Die Autorin: Bei Carola Ries von Heeg, Jahrgang 1967, wurde im September 2005 ein Tumor an
der Bauchspeicheldrüse diagnostiziert. Nach erfolgloser Operation und 46 Chemotherapien wurde
sie von den Ärzten als „austherapiert" nach Hause geschickt – keine der gängigen Behandlungs-
methoden war eingeschlagen, die Ärzte waren mit ihrem Latein am Ende. In einem Mix aus eige-
nem Erfahrungsbericht und Lebenstipps zeigt sie ihren persönlichen Weg aus dem Dunkel der
Krankheit hinein ins Licht des Gesundwerdens. Sie gilt heute bei den Ärzten als „medizinisches
Wunder". Mehr unter www.tumor-raus.de.

Danksagung: Ich möchte allen danken, die mir während der schweren Zeit als Freunde zur Seite
standen. Besonders hervorheben möchte ich „meine" Ärzte Prof. Dr. Müller, Dr. Hartung und
Dr. Raab vom Bad Mergentheimer Caritas-Krankenhaus sowie meinen Hausarzt Dr. Brunner und
ihre jeweiligen Teams, vor allem Frau Schnurrer. Außerdem danke ich meinem Heilpraktiker
Cataldo Nigro und seinem Team für die ausgezeichnete Behandlung und seine positiven und auf-
bauenden Worte sowie Frau B. Rodamer und insbesondere Herrn O. Hettler, die mich auf ihn auf-
merksam machten.

Originalausgabe

© 2010 humboldt
Eine Marke der Schlüterschen Verlagsgesellschaft mbH & Co. KG,
Hans-Böckler-Allee 7, 30173 Hannover
www.schluetersche.de
www.humboldt.de

Lektorat: Dagmar Fernholz, Köln
Covergestaltung: DSP Zeitgeist GmbH, Ettlingen
Innengestaltung: akuSatz Andrea Kunkel, Stuttgart
Titelfoto: Fotolia / Patrizia Tilly
Satz: PER Medien+Marketing GmbH, Braunschweig
Druck: Grafisches Centrum Cuno GmbH & Co. KG, Calbe

Hergestellt in Deutschland.
Gedruckt auf Papier aus nachhaltiger Forstwirtschaft.

Inhalt

Widmung

Ich widme dieses Buch meinen Mitpatienten Helmut und Karl, die zur gleichen Zeit wie ich im Krankenhaus waren und die den Krebs leider nicht überlebten. Wie oft haben wir zusammen gesessen und uns gegenseitig Mut zugesprochen, obwohl wir doch so viel Angst spürten. Von ihrem Tod sehr berührt, reifte die Idee, dieses Buch zu schreiben.

Außerdem widme ich dieses Buch Carmen, die schon mehrere Jahre gegen ihre Krebserkrankung ankämpfte, als ich sie einige Monate vor ihrem Tod kennenlernen durfte. Sie hatte wohl nicht mehr genug Kraft, um das „Ruder herumzureißen". Carmen wünschte sich von mir ein Kapitel über die Todesangst. Als ich es ihr überreichen wollte, erfuhr ich, dass sie in der Nacht zuvor gestorben war. Dennoch weiß ich, dass ihr meine positive Haltung und die Zeit, die ich mit ihr verbrachte, guttaten.

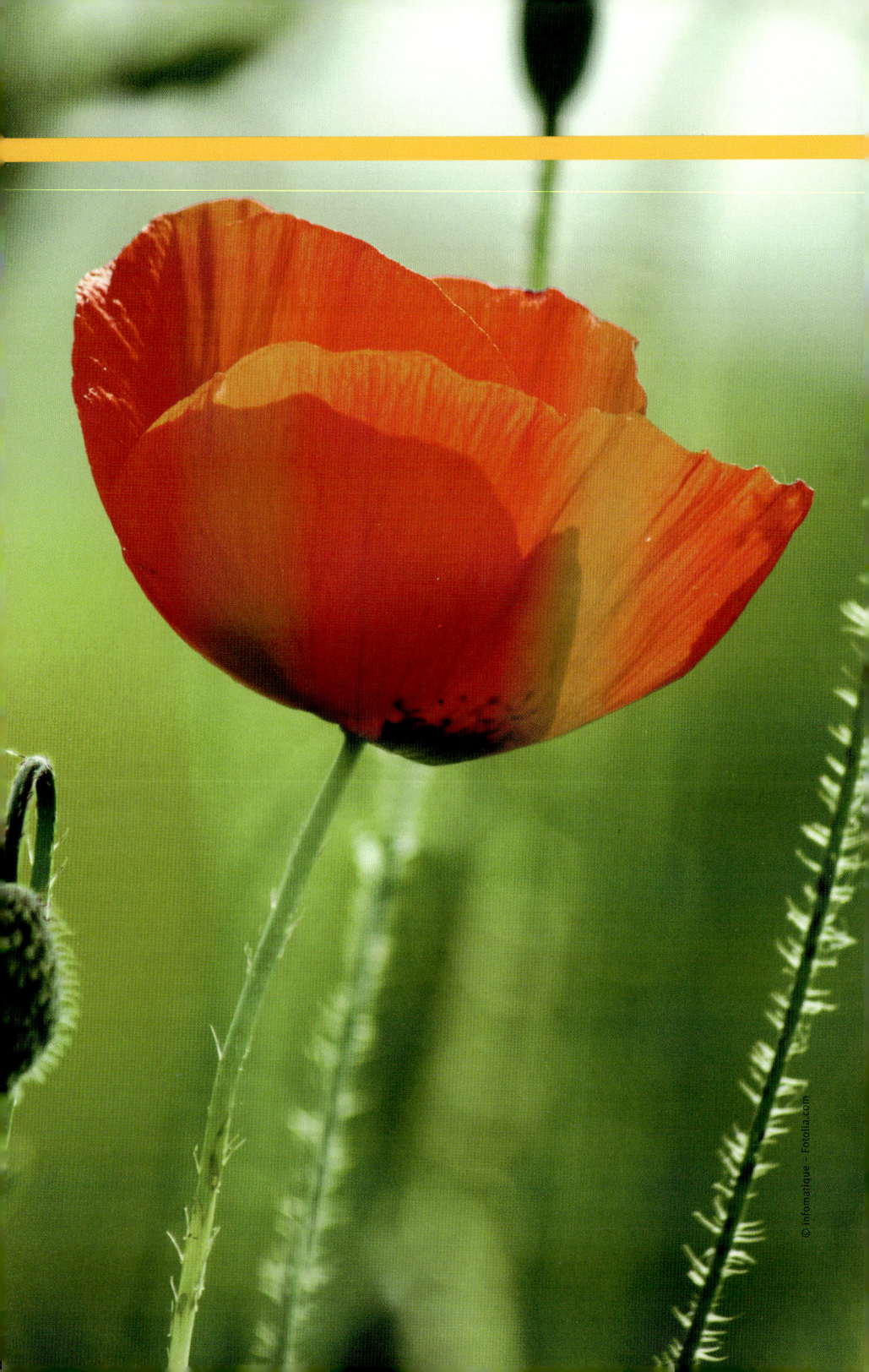

Wie ich den Krebs besiegte

Lieber Leser, du hast Krebs, aber verzweifle nicht, denn du kannst wieder gesund werden – selbst den Krebs kannst du besiegen! Das ist keine leere Floskel, sondern eine Tatsache. Ich habe es selbst erlebt.

Ausnahmesituation Krebsdiagnose

Diagnose Krebs – in dem Moment wird der gesellschaftliche und berufliche Status plötzlich vollkommen ausgeblendet. Es treffen spätestens in der Rehabilitationsphase Menschen aufeinander, die aus unterschiedlichen gesellschaftlichen Schichten kommen. Während meiner Reha hatte sich eine Gruppe zusammengefunden, die vom SAP-Manager über einen leitenden Bankangestellten bis zur Lehrerin, Kriminalbeamtin, einem Landwirt, einer Bürogehilfin und mir als Fremdsprachenkorrespondentin reichte. Wir saßen sozusagen alle in einem Boot, und da wurde es völlig unwichtig, wer welche gesellschaftliche Position innehatte. Da geht es nicht einfach darum, „nur" wieder gesund werden zu wollen, sondern tatsächlich ums Überleben. Verzweiflung und Angst bekommen nochmals eine ganz andere Dimension. In dieser Situation ist man einfach fähiger, sich vertrauensvoll anderen zu öffnen, wenn man sich duzt.

Eigentlich gehe ich distanziert mit dem Duzen um, sieze lieber einmal zu viel, als zu früh das Du zu verwenden. In der Ausnahmesituation „Krebsdiagnose" fühlt man sich jedoch, ich möchte fast sagen, ein Stück vertraut, aufgefangen in seiner Verzweiflung, wenn man in der Krankheit auf diejenigen trifft, die das gleiche Los gezogen haben. Daher habe ich mich dazu entschlossen, meine Leser mit dem Du anzusprechen.

Wenn man lebensbedrohlich erkrankt ist, werden Menschen, die einem sonst immer nahestanden, weniger wichtig. Man fühlt sich zu dieser Gruppe der Gesunden nicht mehr dazugehörig, nicht mehr vollwertig, fast als Außenseiter. Man weiß zwar zu schätzen, wie sie sich um einen kümmern, doch angesichts des eigentlichen Problems, der Krankheit, sind einem, so seltsam das klingt, die fremden, aber kranken Menschen näher. Auch weil die sich eher einfühlen können, man sich mit ihnen austauschen kann, sich von ihnen Lösungen erhofft. Das ist für einen Gesunden sicherlich schwer nachzuvollziehen, doch diese Haltung kann meiner Erfahrung nach jeder lebensbedrohlich Kranke bestätigen.

> **Angehörige und nahe stehende Menschen sind weniger wichtig, weil sie im Moment gesund sind und nicht wirklich helfen können.**

Das Buch, das Sie gerade in Händen halten, ist kein „normaler" Ratgeber. Es ist ein für einen lebensbedrohlich Kranken greifbarer, umsetzbarer Wegweiser zum Gesundwerden, der erfolgreich von einer Betroffenen vorgelebt wurde. In seiner Verzweiflung möchte man tatsächlich eine Soforthilfe, um diesen Albtraum endlich zu beenden, lieber gestern als morgen. Und sofortiges Handeln ist mit meinem Buch möglich.

> **Ich suchte einen greifbaren, umsetzbaren Lösungsvorschlag, der auch realisierbar ist.**

Die drastische Titelformulierung „Tumor raus – rein ins Leben!" wurde von mir bewusst gewählt, denn ein Titel, der nur eine Absicht bekundet, wie „Ich möchte weiterleben", lässt Betroffene eher denken: „Tja, das möchte ich zu gerne auch. Ich suche aber etwas, was mir wirklich Hilfe gibt. Mit dem Wollen allein ist es ja nicht getan!"

Ich habe nach meiner Diagnose ein Buch gesucht, das motiviert, das Hilfestellung anbietet, das mich da so schnell und effektiv wie möglich rausholt. Die im Buchhandel erhältlichen Krebs-Bücher waren mir teils schon in der Titelformulierung zu schwach. Ich war ja verzweifelt und dachte panikartig: „Verdammt, ich suche etwas, was mich da rausholt! Warum gibt es da denn nichts?" Hätte ich damals ein Buch mit dem Titel „Tumor raus – rein ins Leben!" entdeckt, hätte ich sofort zugegriffen, ohne lange darin zu blättern, und gedacht: „Das ist genau das, was ich jetzt brauche!"

Auf deine Mithilfe kommt es an!

Bauchspeicheldrüsenkrebs ist der aggressivste Krebs überhaupt. 95 Prozent der davon betroffenen Patienten überleben ihn nicht. Beispiele sind der verstorbene Startenor Luciano Pavarotti und der US-Schauspieler Patrick Swayze. Ich gehöre glücklicherweise zu den wenigen fünf Prozent, die ihn überlebten.

95 Prozent der an Bauchspeicheldrüsenkrebs Erkrankten überleben ihn nicht. Er zählt zu den aggressivsten Krebsformen.

Mein inoperabler Bauchspeicheldrüsentumor bildete sich von 324 Kubikzentimeter (September 2005) auf ca. 27 Kubikzentimeter zurück. Mittlerweile sagte mir ein Arzt, dass mein Körper es geschafft und die Oberhand über den Tumor gewonnen habe. Den Rest „räume" er auch noch „ab".

Dabei sah es zunächst gar nicht gut aus: Eine Computertomografieaufnahme (CT) direkt nach der Chemotherapie, die sich über ein halbes Jahr erstreckte, führte zu keinerlei Verkleinerung – die Chemo hatte also nichts gebracht. Daraufhin wurde ich heimgeschickt – mit den Worten: „Austherapiert! Die Schulmedizin kann Ihnen leider nicht mehr helfen."

Aus schulmedizinischer Sicht bestand nicht die geringste Hoffnung.

Wie ich erst viel später erfuhr, gab man mir nicht mehr lange zu leben. Vier Monate später erfolgte eine Untersuchung – wiederum ohne Veränderung. Man vermutete zunächst, der Tumor sei verkapselt oder nahezu inaktiv. Trotzdem bestand aus schulmedizinischer Sicht nicht die geringste Hoffnung, was ich während eines letzten Versuchs an der Universität Heidelberg auf eine äußerst deutliche und harte Art erfahren musste.

Ein weiteres Vierteljahr später dann überraschend der erste Erfolg: eine Remission (Zurückbildung) – acht Monate nach der letzten Chemotherapie. Die Ärzte waren verblüfft. Ich fragte gezielt und mehrfach nach, ob es sich nicht um eine verzögerte Nachwirkung der Chemo handeln könne – was von meinen Ärzten verneint wurde. Ohne hier ärztliche Leistungen schmälern zu wollen, ist für mich aber eines klar: Die Remission kam nachweislich erst viel später. Daher bin ich der festen Überzeugung, dass mir etwas anderes geholfen haben muss, zumal der Beginn meiner Selbsttherapie und der Zeitpunkt der ersten Remission wie ein Puzzle zusammenpassen. Außerdem werde ich seither immer wieder von Medizinern gefragt, wie ich das geschafft hätte.

Was möchte ich dir damit sagen? Dies soll keinesfalls ein Aufruf zum Ärzteboykott sein, sondern vielmehr ein Appell an dich, dass es in erster Linie *deines* Willens und *deiner* Mitarbeit bedarf, um wieder geheilt werden zu können.

Mitarbeit – das klingt so unbequem, überhaupt jetzt, wo ohnehin jegliche Kraft aus dir gewichen ist, nicht wahr? Wenn es aber im wahrsten Sinne des Wortes um Leben und Tod geht, bekommt diese Möglichkeit eine ganz andere Dimension. Du ergreifst jeden Strohhalm, der dir die Chance gibt, dich aus diesem Albtraum herauszuholen. Ich frage dich nun: Willst du leben? Willst du lebenswert weiterleben? Ich jedenfalls konnte diese Frage eindeutig mit Ja beantworten, denn ich hatte Todesangst – so wie du jetzt.

Dieses Buch ist ein Wegweiser, der dir zeigt, wie du
- herauskommst aus dem seit deiner niederschmetternden Diagnose mit Todesangst gezeichneten Tief,
- wieder gesund werden kannst und
- hineinfindest in eine lebenswerte und glückliche Zukunft.

Ich möchte dir durch meine Erfahrungen wieder aufhelfen, dich ermutigen, es zu schaffen – so wie ich! Es funktioniert – und du kannst das auch!

Du hast übrigens schon den ersten Schritt dazu getan. Du hast Ja zum Leben gesagt, indem du mein Buch gekauft hast. Ich kann dich nur ermutigen, es weiterzulesen.

Die folgenden Seiten zeigen dir, dass ich weiß, wovon ich in diesem Buch spreche. Du wirst sehen, dass ich mich in dich hineinversetzen und mir vorstellen kann, wie es jetzt annähernd in dir aussieht. Deine Ängste, deine Wünsche, deine Ungeduld, Zweifel und die Ungewissheit: All das ist mir sehr wohl bekannt, denn auch ich habe diese Gefühlszustände intensiv erlebt. So hoffe ich, dass ich dich als Betroffene tief in deiner Seele erreiche. Ich zeige dir einen Weg, so wie ich ihn gegangen bin, und wünsche dir, dass auch dir das Wunder gelingen möge.

ZUSAMMENFASSUNG

Nach der Krebsdiagnose werden gesellschaftlicher und beruflicher Status erst einmal unwichtig, es geht einfach darum, wieder gesund zu werden. In dieser Situation duzen sich die Menschen meistens. Daher habe ich mich dazu entschlossen, meine Leser mit dem Du anzusprechen.

Ich habe mich nach meiner Diagnose oft als Außenseiterin gefühlt, als würde ich nicht mehr zur Gruppe der Gesunden gehören. Krebskranke Fremde waren mir manchmal wichtiger als diejenigen, die mir sonst immer nahestanden.

Auf deine Mithilfe kommt es an! Ich möchte dir durch meine Erfahrungen wieder aufhelfen, dich ermutigen, die Todesangst zu überwinden und den Kampf gegen den Krebs aufzunehmen.

Meine Geschichte

Feierabend. Welche Ironie des Schicksals, dass dieses Wort ab heute eine doppelte Bedeutung bekommen sollte – doch davon wusste ich noch nichts. Es war im September 2005, nach der

Arbeit hatte ich einen Arzttermin, nachdem ich seit Wochen immer mehr an Gewicht verlor und vermutete, der Dauerstress in der Firma und die privaten Sorgen hätten mir ein Magengeschwür beschert. Nachdem ich meinem Hausarzt einige Fragen beantwortet hatte, diagnostizierte er zunächst Reizdarm. Beiläufig wies ich ihn noch auf ein etwa faustgroßes Gebilde in der Magengegend hin, das ich meistens morgens vor dem Aufstehen bemerkte, das mir jedoch keinerlei Schmerzen bereitete. Von diesem Gebilde, damals etwa walnussgroß, hatte ich vor etwa zehn Jahren meinem damaligen Arzt schon einmal erzählt. Er hatte mich daraufhin per Ultraschall untersucht und erklärt, er könne nichts finden. Hätte er mich doch damals zur Computertomografie geschickt!

Jedenfalls tastete nun mein jetziger Hausarzt den Bauch ab und meinte, das gefalle ihm ganz und gar nicht. Er wollte mich zum Ultraschall schicken. Ich – nichts Böses ahnend – saß am nächsten Morgen im Wartezimmer, nervös auf die Uhr blickend, wann ich denn endlich an der Reihe sei. In meiner Firma wurde es äußerst ungern gesehen, wenn man während der Arbeitszeit zum Arzt ging, und Angst um seinen Arbeitsplatz ist in der heutigen Zeit kein seltener Zustand. Mich trieb tatsächlich die Angst vor Ärger in der Firma mehr um, als dass ich mich vor irgendeiner schlimmen Diagnose fürchtete. So war ich damals „drauf": Es jedem recht machen zu wollen und keinen Konflikt herbeizu führen, waren wichtiger als mein Wohlbefinden – und das seit vielen Jahren. Ich stand im wahrsten Sinne des Wortes „neben mir" – wie ich erst später erkannte. Nun lag ich auf der Arztliege

Ich hatte mehr Angst davor, Ärger in der Firma als eine schlimme Diagnose zu bekommen.

und dachte „Mein Gott, hoffentlich ist er bald fertig". Auch als er darauf bestand, so schnell wie möglich eine Computertomografie (CT) anfertigen zu lassen, dachte ich nicht wirklich an etwas Gravierendes. Ich hatte mich ja immer gesund ernährt, niemals Übergewicht, nie getrunken, nie geraucht, keine ernsten Krankheiten, die ich hätte geerbt haben können. Außerdem stand kommende Woche eine gebuchte Fahrradreise an, auf die ich mich doch seit Wochen gefreut hatte und die auf keinen Fall ausfallen sollte – warum auch, mit Tabletten würde man das „Bisschen" schon in den Griff bekommen. Deshalb vereinbarte ich eine CT-Untersuchung für einen späteren Zeitpunkt. Damit war mein Arzt jedoch überhaupt nicht einverstanden: Er arrangiere sofort einen früheren Termin, irgendwo, Hauptsache buchbar. Nach ein paar Telefonaten nannte er mir eine Radiologische Praxis in Aschaffenburg, da selbst in Würzburg nichts mehr frei war.

Jetzt bekam ich es doch langsam mit der Angst zu tun. Ich ging nach Hause und hätte meine Sorgen so gern meinem damaligen Lebensgefährten anvertraut. Doch der hatte am nächsten Tag seine Meisterprüfung, und da ich ihn nicht belasten wollte, behielt ich alles für mich. Als er nach für mich quälenden, unendlich langen und einsamen Stunden dann freudestrahlend nach bestandener Prüfung heimkam, fing ich an zu weinen, erzählte ihm alles und haderte mal wieder mit meinem Schicksal: Immer dann, wenn es in unserem Leben aufwärts zu gehen schien (bestandene Prüfung), bekam ich einen „Dämpfer". Diese Einstellung wurde von einem Spruch meiner Mutter noch geschürt: „So wie du heute lachst, so weinst du auch noch!" Bisher hatte er immer gestimmt.

Die Diagnose

Dann ging alles ganz schnell: Bauchspeicheldrüsentumor!
Größe: 9 x 6 x 6 cm. Am nächsten Tag saß ich wieder bei meinem Hausarzt, der sich mit den Wertheimer Ärzten zwecks
Operation beriet. Diese trauten sich aufgrund der Lage des
Tumors nicht an die OP heran und empfahlen mir die sehr
erfahrenen Kollegen des Caritas-Krankenhauses in Bad Mergentheim. Aufgrund der
Symptome vermutete man zunächst ein sogenanntes VIPom, eine sehr seltene maligne –
also bösartige – Bauchspeicheldrüsenerkrankung. Ich löcherte meinen Arzt mit Fragen, von Panik ergriffen.

**Ich wusste nicht,
wie mir geschieht.
Plötzlich hatte
ich Todesangst!**

Sehr einfühlsam versuchte er mir alles zu erklären, ließ jedoch
den Ausgang der Krankheit offen, da sie sehr selten sei. Sozusagen ein Sechser im Lotto – nur eben im umgekehrten Sinne.
Warum ich, ausgerechnet ich? Ich war doch erst 37 Jahre alt. Ich
fuhr nach Hause, im Auto durch Weinkrämpfe geschüttelt, und
ich hatte – Todesangst!

Ich weiß nicht, wie ich die Nacht überstanden habe. Am nächsten Morgen dachte ich nur: „Lieber Gott, lass das alles nur ein
böser Traum sein und lass mich endlich aufwachen, bitte, ich
flehe dich an!" Aber langsam registrierte ich, das war real. Wie
in Trance ging ich pflichtbewusst in die
Firma. „Wenigstens noch diese Woche arbeiten, bevor du dann nächste Woche ins Kran-

**„Da gehörst du jetzt
nicht mehr dazu."**

kenhaus kommst. Du kannst doch nicht so lange krank machen",
dachte ich. Doch nach ein paar Stunden, als ich wirklich gar
nichts mehr auf die Reihe brachte, entschuldigte ich mich dort
und ging. Es war ein wunderschöner Spätsommertag im Herbst.

Ich spürte mich das erste Mal seit sehr langer Zeit selbst. Ich ging durch „mein" Wertheim, an Geschäften vorbei und dachte nur: „All die schönen Sachen – aber die brauchst du jetzt nicht mehr anzuschauen, das lohnt sich ohnehin nicht mehr."

Ich fühlte mich wie in einem Tunnel, rechts und links Leute, die an mir vorbeiliefen. Die Welt um mich schien wie ein Film an mir vorbeizuziehen. Um nicht durchzudrehen, musste ich irgendetwas tun, was mich von meiner ausweglosen Situation ablenkte, aufbaute, irgendwas – gab es das überhaupt? „Meine Güte", dachte ich, „da habe ich so viele Bücher gelesen und Dokumentationen über gesunde Lebensführung geschaut, damit ich mich vor Krankheit schützen und ein hohes Alter in Gesundheit erreichen kann, und jetzt merke ich, dass ich zwar viel darüber weiß, jedoch nie wirklich das Nötige umgesetzt habe. Willst du leben, Carola, willst du lebenswert weiterleben? Natürlich, will ich. Zieh jetzt die Notbremse. Du heißt schließlich Carola – die Starke, die Tapfere. Du hast schon einmal etwas geschafft, was du dir damals nicht wirklich zugetraut hattest: Du hast dich nach 17 Jahren von deinem Ehemann getrennt. Du hattest endlich den Mut, obwohl du an deinem Haus mit dem geliebten Garten hingst, für den du hart gearbeitet und verzichtet hast." Jawohl, ich habe es damals geschafft, und nur Menschen, die mir sehr nahestehen, können nachvollziehen, welchen Kraftakt mich das gekostet hat. Damals dachte ich, das wäre das Schlimmste in meinem Leben gewesen, doch jetzt wusste ich, dass es bei Weitem nicht stimmen sollte …

Zieh jetzt die Notbremse für alles.

Den Schlüssel für diesen ersten „Klimmzug meines Lebens" erhielt ich schon vor vielen Jahren von einer ehemaligen Arbeitskollegin, die mir das Buch „Gesundheit für Körper und Seele – Wie Sie durch mentales Training Ihre Gesundheit erhalten und Krankheiten heilen" von Louise L. Hay schenkte. Ich begann damals das Buch zu lesen, legte es aber recht schnell wieder beiseite, weil ich es als unbequem empfand. Ich verdrängte regelrecht das, was so ziemlich genau den wunden Punkt traf. Mein Leben zu überdenken hätte meine damaligen Pläne zunichte gemacht beziehungsweise erst einmal platzen lassen. Für Umwege war ich viel zu ungeduldig. Als ich jedoch nach all diesen Jahren gefühlsmäßig in der Sackgasse steckte, und ich trotz mehrmaliger Versuche, meine Ehe zu retten, gegen eine Wand lief, wusste ich: „Jetzt bist du an einem Punkt, wo du etwas ändern musst, bevor du endgültig daran zugrunde gehst." Ich erinnerte mich an das Buch und begann zu lesen. Anschließend begann ich, systematisch Kapitel für Kapitel umzusetzen. Ich nahm beispielsweise das Lied „Milk and Honey" von Roxette und textete es für mich um: „Du bist stark, du bist nicht allein, dich kriegt keiner klein, ich werde jetzt gehn und ich werd' mich verstehn …" Das habe ich mir wochenlang täglich (ich weiß nicht wie oft) vorgesungen – natürlich nur, wenn ich allein war.

Ich erinnerte mich also abermals an jene Lektüre und wusste: Jetzt war es Zeit für das Ergänzungsbuch „Heile Deinen Körper – Seelisch-geistige Gründe für körperliche Krankheit", ebenfalls von Louise L. Hay. Du willst leben, also fang an, etwas Positives zu tun, statt in deinen negativen Gedanken zu ertrinken. Natürlich gelang es mir nicht

Wenn du überleben willst, denke etwas Positives, statt in deinen negativen Gedanken zu ertrinken.

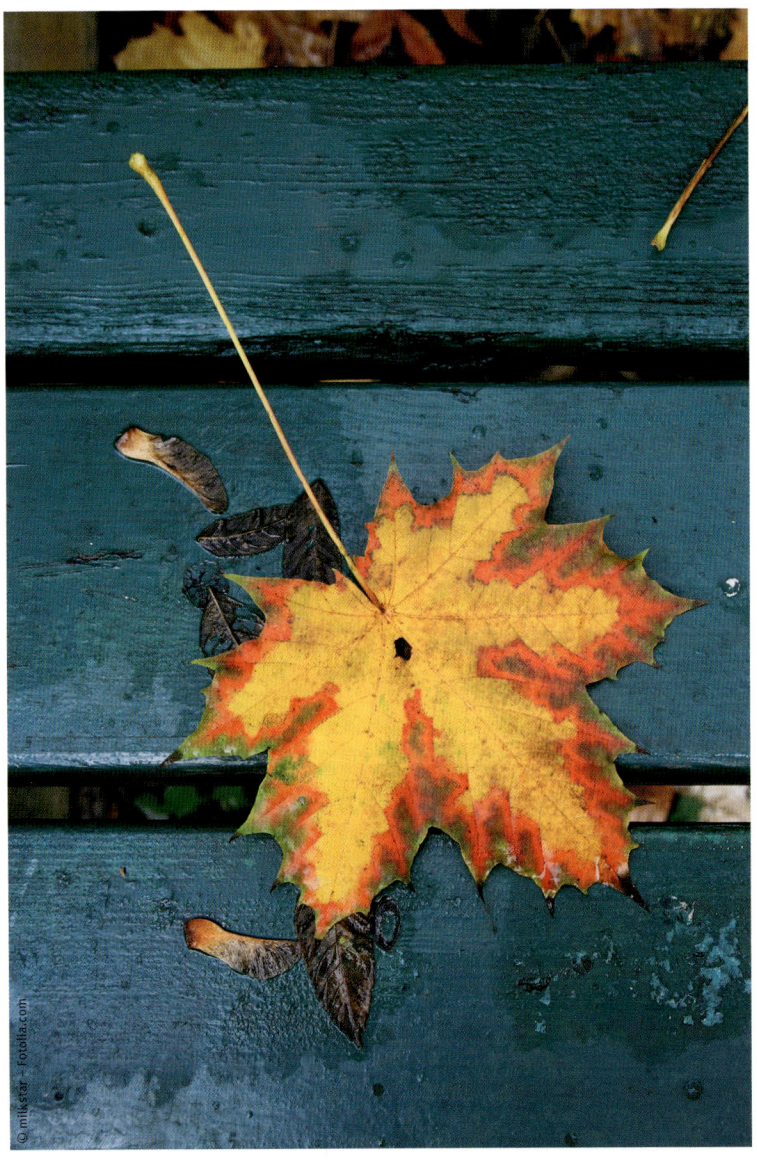

immer, so zu denken. Auch ich hatte selbstverständlich Angstzustände, aber davon darfst du dich nicht beherrschen lassen. Betrachte die Gedanken und sag zu dir: Es ist in Ordnung, dass ich so fühle, dafür bin ich schließlich Mensch, aber jetzt wende ich mich wieder positiven Gedanken zu. Du willst leben, und da es mittlerweile wissenschaftlich bewiesen ist, dass positive Gedanken zum Gesundwerden beitragen, wirst du dich jetzt zusammennehmen und kämpfen: Du schaffst es! Es gibt so viele Berichte über Spontanremissionen und Menschen, die es geschafft haben.

Ich kaufte mir also an jenem Tag in der Stadt dieses Buch, setzte mich auf eine Bank, schloss die Augen und fühlte die wärmende Sonne. Ich fragte mich: „Warum hast du eigentlich nicht schon früher mal so etwas getan? Entweder hast du dir keine Zeit dafür genommen und wenn, es dir nie richtig bewusst gemacht, wie schön so etwas sein kann. Jetzt hast du auf einmal Zeit, kannst es aber nicht genießen, weil dich die Todesangst gefangen hält." Welch bittere Erkenntnis!

Ich begann zu lesen. Ich merkte, dass mir das Buch guttat. Zwischendurch schloss ich immer wieder die Augen und sog die Sonnenstrahlen in mich auf. Gut zwei Stunden saß ich da. Zum ersten Mal seit Langem fühlte ich so etwas wie Ruhe – innere Ruhe, ohnmächtige Ruhe. Ich beobachtete die Enten, die munter quakend immer wieder auf und ab schwammen und nach fütternden Händen suchten. Der stahlblaue Himmel …

Alles, was früher so selbstverständlich war, nahm ich auf einmal ganz bewusst wahr. Genießen möchte ich es nicht nennen, zu sehr saß mir die Todesangst im Nacken. Aber ich spürte mich.

Irgendwann brach ich auf. Als ich an mein Auto kam, klebte zu allem Übel ein Strafzettel an der Windschutzscheibe. „Toll", dachte ich, „das ist genau das, was ich jetzt auch noch brauchen kann." Man muss wissen, dass ich normalerweise ein gewissenhafter Mensch bin. Ich hätte noch nicht einmal Parkgebühren zahlen, sondern nur meine Parkscheibe einlegen müssen. Aber ich war völlig „durch den Wind" und so wunderte mich nichts mehr. Gerade wollte ich mich darüber ärgern, doch dann sagte ich mir: „Mensch, hast du nicht andere Sorgen als so einen blöden Strafzettel?"

Da die Stadtverwaltung nur 20 Meter entfernt war, ging ich hinüber, schilderte kurz meine Situation und bat um Nachsicht. Ich hatte mir fest vorgenommen, dies gefestigt vorzutragen, doch nach dem zweiten Satz erstickte meine Stimme in Tränen. Der nette Beamte erließ mir die Strafe und wünschte mir baldige Genesung. Als ich nach draußen ging, ertappte ich mich bei folgendem Gedanken: „Wenigstens ein Gutes hat dieser blöde Tumor, du bekommst einen Strafzettel erlassen." Sofort ermahnte ich mich, dachte dann aber: „Na ja, Humor mit dem Tumor – ist ja bestimmt nicht verkehrt, und wenn es Galgenhumor ist." Will heißen: Geißel dich bloß nicht auch noch für den einen oder anderen Gedanken. Versuche, einen Sinn darin zu finden oder suche für dich eine Lösung, du musst sie ja keinem verraten. Wenn dir die Erklärung guttut, heiligt der Zweck die Mittel.

> Auch Galgenhumor ist erlaubt – schäm dich nicht für deine Gedanken.

Tage vergingen. Wie in Trance wartete ich auf die Untersuchungswoche im Caritas-Krankenhaus in Bad Mergentheim.

Dann war es soweit. Ich wusste nicht, was mich erwartet. Der Professor bat mich herein und kündigte an, er wolle zunächst eine Magenspiegelung vornehmen. Nachdem mir für eine kleine Narkose eine Nadel gelegt wurde, bekam ich schon nichts mehr mit und wachte mit der ersten Erleichterung auf, dass es schon ausgestanden war. So ging ich Schritt für Schritt in jede Untersuchung und lobte mich im Stillen jedes Mal dafür, dass ich sie so tapfer gemeistert hatte. Manchmal lobten mich auch der Arzt oder die Krankenschwester. Nimm dieses Lob ruhig an, denn es macht dich stark. Und wenn du Angst davor hast, lass es die Ärzte beziehungsweise Schwestern wissen. Wenn sie nicht von selbst darauf kommen, dir Mut zuzusprechen oder die Hand zu halten, bitte darum. Ich habe damit sehr positive Erfahrungen gemacht.

> **Geh nicht spärlich mit Lob für dich um und bitte auch andere, dir Mut zuzusprechen.**

Die Voruntersuchungen

Ganz bange war mir auch vor der Punktion. Arglos ließ ich mir vor jeder Untersuchung immer ganz genau erklären, was denn da mit mir gemacht würde. Manchmal wusste ich nicht, was besser ist: zu wissen, wie es funktioniert, oder es vorsichtshalber nicht zu wissen. Das muss jeder für sich selbst entscheiden. Während der Untersuchung selbst schlich die Angst immer weiter weg – und danach stellte ich fest: alles halb so wild gewesen. Mir hat es geholfen, dass ich mich darauf vorbereiten konnte. Die Meinungen gehen da aber auseinander.

> **Ich wollte eine genaue Erklärung, auch wenn ich erst einmal Angst bekam.**

Bei der Punktion wird eine dünne, etwa 30 cm lange Nadel bei vollem Bewusstsein ohne jegliche Betäubung durch die Bauchdecke hindurch in den Bauchraum geführt, um Tumorgewebe zu entnehmen. Meine Angst davor war so stark, dass ich fast ohnmächtig wurde. Ich bat die Schwester darum, meine Hand zu halten, holte tief Luft und ließ die Prozedur über mich ergehen … es blieb mir wohl auch nichts anderes übrig. Dabei spürte ich, wie die Nadel ein erstes Mal in die obere Bauchdecke eindrang und ein zweites Mal durch das untere Gewebe hindurch. Danach musste ich mich auf Anweisung hin äußerst konzentriert und vorsichtig in eine von den Ärzten beschriebene Position bewegen. Hierbei durfte ich keinen Fehler machen, denn eine unbedachte, falsche Handlung hätte die Hauptschlagader, um die der Tumor lag, treffen können. Danach erduldete ich einige Stunden einen schweren Sandsack auf meinem Bauch. Glaub mir, das empfand ich noch anstrengender als die Punktion selbst.

Es folgten Tage mit weiteren Tests. Dann stand eine Untersuchung mittels Magnetresonanztomografie (MRT) an. Anders als bei der Computertomografie (CT) wird man hier in eine Art geschlossene Röhre geschoben. Diese ist zwar an beiden Enden geöffnet, einengend ist es aber dennoch. Bevor ich in die Röhre geschoben wurde, gab man mir einen kleinen ballförmigen Schalter in die Hand, den ich betätigen sollte, wenn ich es während der 45-minütigen Untersuchung nicht mehr aushalten sollte. Man hätte mich sofort wieder herausgezogen. Als ich in der Röhre lag, überkam mich Panik, denn sie war so eng, dass mein erster Gedanke war: „Ich will sofort wieder raus, das ist ja wie in einem Sarg!" Mein zweiter Gedanke: „Nein – jetzt hast du heute noch gar nichts essen dürfen (und wer mich kennt, weiß, dass mir dies äußerst schwer fällt). Dieses abscheuliche Abführmittel trinken, die ganze Prozedur auf der Toilette bis hierhin mitmachen und das abscheuliche Kontrastmittel schlucken müssen – das darf nicht umsonst gewesen sein." Ich ließ mir ganz schnell etwas einfallen, womit ich diese Panik überwinden konnte. Also schloss ich sofort die Augen und stellte mir vor, wie ich in einem Boot liege, das sich jetzt einfach den Bach hinuntertreiben lässt. Bloß nicht die Augen aufmachen! Dann bekam ich über Kopfhörer die Kommandos der Assistentin. Einatmen – ausatmen – einatmen und stoppen! Ich gehorchte. Währenddessen nahm ich laute Klopfgeräusche wahr. „Mein Gott, jetzt denke dir mal schnell etwas dazu aus!" Gedacht, getan. Ich stellte mir vor, ich liege hier in meinem Boot und höre einfach Techno-Musik. Ohne diese Assoziationen hätte ich die Untersuchung nicht durchgehalten.

Wieder vergingen Tage. Ich fragte nach meinem Punktionsergebnis: Man könne keine eindeutige Aussage treffen, da das entnommene Gewebe so langsam beziehungsweise nicht eindeutig reagiere. Schließlich hatte ich einen Termin bei einem Professor der Chirurgie, der sich lange Zeit nahm, meinen Bauch abtastete und nach Rücksprache mit den Ärzten der Inneren Medizin und der Radiologie erklärte, er wolle mich operieren. Er sei zuversichtlich, den Tumor entfernen zu können. Die Operation sei sehr riskant, ich hätte jedoch keine Alternative. Der Eingriff dauere etwa sieben Stunden. Würde ich nichts tun, gäbe er mir noch circa ein halbes Jahr zu leben. Wenn ich seine

Die Operation sei sehr riskant, jedoch hätte ich auch keine Alternative – ich entschied mich dafür.

Schwester wäre, würde er zur OP raten. Ich entschied mich dafür.

Vor der Operation

Ich durfte noch einmal für eine Woche nach Hause, die ich unter anderem dazu nutzte, eine Patientenverfügung zu verfassen. Einen Tag vor der Operation richtete ich mich in einem Zweibettzimmer, das ich allein bewohnen durfte, ein. Ich hatte noch ein bisschen Zeit, so dass ich mit meinem Lebensgefährten einen Spaziergang unternehmen konnte. „Vielleicht ist es das letzte Mal, dass ich hier mit dir Laufe, zumindest für eine lange Zeit", sagte ich zu ihm. Er beruhigte mich und sprach mir Mut zu. Er gab mir von Anfang an zu verstehen, er bliebe in dieser Zeit bei mir und glaube ganz fest daran, dass ich wieder gesund werde. Wie es in ihm tatsächlich aussah, weiß ich nicht, aber ich vermute mal, er hatte auch Angst. Nur – er zeigte es nicht.

Mein Lebensgefährte hatte wohl auch Angst – zeigte sie aber nicht.

Meistens stand er mir bei, doch auch ihn verließen manchmal einfach die Kräfte. Damit musst du rechnen, deshalb ist es umso wichtiger, dass du dich auf dich selbst besinnst, damit du dir eigenständig Kraft geben kannst, wenn andere es nicht schaffen oder gar kontraproduktiv reagieren. Den Galgenhumor meines Freundes – und teilweise auch des medizinischen Personals – empfand ich in dieser Zeit als etwas Positives. Am Anfang war er gewöhnungsbedürftig, dann jedoch tausendmal besser, als stän-

Manchmal musst du dir selbst Kraft geben können – gerade dann, wenn andere es nicht schaffen.

dig besorgte Menschen um sich zu haben, mit denen ich dann mitweinte.

Nach dem Spaziergang begab ich mich wieder auf mein Zimmer und verabschiedete mich unter Tränen von meinem Freund. Ein Arzt nahm meine Patientenverfügung, die ich im Übrigen jedem empfehle zu verfassen, und fragte nach meinem Testament. Ich reagierte etwas verblüfft. Sofort meldete sich wieder die Todesangst im Nacken. Ich wisse doch, dass die OP kein Routineeingriff sei, und sie eventuell schlecht ausgehen könne. Er lege mir ans Herz, ein Testament zu ver-

Es war ein seltsames Gefühl, mit 37 Jahren mein Testament schreiben zu müssen.

fassen. Da saß ich nun. Ich hatte doch jetzt meine Vermögenswerte nicht im Kopf. Ich besorgte mir Papier und Schreibzeug, vom Wirtschaftsgymnasium wusste ich noch, was alles in ein Testament gehört. Immerhin wusste ich, auf welche Gesellschaften mein bescheidenes Gespartes aufgeteilt war, und so konnte ich das Wichtigste zu Papier bringen.

Ein Testament sollte man nicht erst schreiben, wenn man in Rente ist. Also schreib dein Testament jetzt – egal wie „alt" du erst bist. Normalerweise sollte man dies ohnehin tun, auch wenn man gesund ist.

Im Krankenhaus

Eine Woche nach der Diagnose lag ich bereits im Krankenhaus – der OP-Tag war da: Nach routinemäßigen Untersuchungen und Katheterlegung übergab ich der Schwester eine CD von der Gruppe SNAP und bat um Folgendes: „Falls ich das hier überleben sollte, aber weggetreten bin oder aufgeben will, weil mir die Kräfte fehlen, dann spielen Sie mir bitte das Lied „Rhythm is a Dancer" vor. Das hat mich bis jetzt immer zum Aufstehen und Tanzen animiert. Vielleicht hilft es ja!" Sie nahm die CD entgegen und versprach, sie weiterzuleiten. Dann wurde mir das obligatorische „Schürzchen" umgehängt, und ab ging es in den OP-Bereich. Da lag ich. Schön warm war es ja auf der Liege. Die Ärzte waren alle sehr nett. Sie legten mir eine Nadel. Dann bekam ich einen Pulsmesser an den Finger. Jetzt würde ich gleich einschlafen.

> Die Nadellegung war mir auch schon egal. Hauptsache die Schmerzen würden weniger.

Intensivstation: Ich merkte, wie mich jemand sanft auf die Wange tätschelte. Noch etwas benommen, blinzelte ich mit den Augen und erkannte „meinen Professor". „Ich lebe, Gott sei Dank, ich lebe!" waren meine ersten Worte. Er nickte mir freundlich zu und sprach ein paar Worte zu mir. Dann döste ich wohl wieder weg, denn ich bekam nicht viel mit. Mitten in der Nacht erwachte ich urplötzlich vor Schmerzen und schrie auf. Sofort war eine Schwester bei mir und gab mir intravenös eine Ladung Schmerzmittel. Ich weiß nicht mehr, wie oft das so ging.

> Die Schmerzen nach der OP waren so stark, dass ich eine Periduralanästhesie (PDA) bekam.

Am nächsten Tag stand die Ärzteschaft vor mir und besprach sich. Ich hatte keinerlei Zeitgefühl und bemerkte auch jetzt erst, wie viele Schläuche an mir hingen und – diese Schmerzen. Man legte mir zusätzlich wie bei Schwangeren vor der Geburt eine Periduralanästhesie (PDA), die eine örtliche Schmerzausschaltung ermöglicht. Doch leider half das auch schon nichts mehr. Irgendwann kam die Anästhesistin und meinte, sie könne mir nicht in solch kurzen Zeitabständen diese starken Schmerzmittel geben. Mittels einer überdimensionalen Spritze, die an einen Schlauch gehängt wurde, konnte ich mir selbst eine Schmerzmitteldosierung verabreichen. Sie war natürlich so konstruiert, dass ein gewisser zeitlicher Abstand nicht unter- beziehungsweise die Dosis nicht überschritten werden konnte.

Ich füllte den Tag mit sehnsüchtiger Erwartung nach dem nächsten „Schuss". Täglich kamen Ärzte und Pflegepersonal und führten Routineuntersuchungen durch. Besonders grauenvoll ist mir in Erinnerung, dass sie hierzu mein Bett zweimal am Tag per Elektroschaltung völlig flach fahren mussten (ich war in einer gebeugten Schonhaltung). Der Schmerz dabei war so, als hacke mir jemand mit dem Beil in den Bauch. Ich schrie minutenlang wie am Spieß, obwohl sie sich sehr bemühten, die Untersuchung so schonend wie möglich durchzuführen.

Es war so, als hacke mir jemand mit dem Beil in den Bauch.

Eines Nachts bat ich eine Krankenschwester, mich doch bitte per Stützkissen in die Seitenlage zu legen, da die ständige Rückenlage ihr Übriges tat. Sie raunzte mich an, ich wäre doch eine junge Frau, und das könne ich gefälligst selbst. Verschwunden war sie. „Was war das denn jetzt?", dachte ich ungläubig und verzweifelt. Auf einmal hörte ich eine Stimme. „Also, das müssen Sie sich aber nicht bieten lassen. Das war ja wohl unverschämt", sagte ein Mann neben mir. Ich wusste gar nicht, dass außer mir noch jemand im Raum lag. Erstaunt stimmte ich ihm zu. Er stellte sich als Arzt im momentanen Patientenstand vor und empfahl mir, auf eine andere Pflegekraft zu bestehen. Das könne ja wohl nicht angehen. Ein anderer Pfleger kam. Wir berichteten von dem Vorfall. Er entschuldigte das Verhalten seiner Kollegin und kümmerte sich aufrichtig um mich. Zur Ehrenrettung des Bad Mergentheimer Krankenhauses möchte ich betonen, dass es sich bei diesem Vorfall um eine Ausnahme handelte. Das restliche Personal ist mir als äußerst geduldig, freundlich, hilfsbereit und kompetent in Erinnerung. Obwohl die Ärzte unter Zeitdruck standen, fanden die meisten über ihre Aufgaben hinaus aufmunternde Worte für mich und zeigten Geduld.

Einen weiteren positiven Umgang mit schwierigen Umständen möchte ich noch erwähnen: Als ich durch Schmerzmittel wie betäubt war, nahm ich das Zirkulationsgeräusch der an mich angeschlossenen Sauerstoffflasche wahr. Mit vor Schwäche ohnehin geschlossenen Augen stellte ich mir vor, ich würde auf einer blühenden Wiese liegen und die Sonnenstrahlen (die Neonlampe über mir) genießen, neben mir ein munter dahinplätscherndes Bächlein (das Zirkulationsgeräusch). Das beruhigte mich ungemein. Erst, als man die Sauerstoffflasche abbaute, merkte ich, wie gut mir die bisherige Zufuhr getan hat. Anschließend ging es ans „Schläucheziehen". Ich hatte natürlich wieder Angst.

Vor dem Entfernen der Schläuche – wie der Magensonde – hatte ich große Angst.

Zuerst kam der Rettungsschlauch am Bauch. Ich schaute nicht hin, so wie ich grundsätzlich nie zuschaue, wenn man mir Blut abnimmt. Am meisten fürchtete ich mich vor der Entfernung der Magensonde. Aber auch hier ein Lob an die Ärztin, die während ihres Erzählens einfach zog. Ich konnte gar nicht so schnell „schalten", da war das Ganze bereits draußen … tat nicht mal weh. Der Gallenschlauch sollte noch einige Wochen liegen bleiben.

Nach über 14 Tagen Intensivstation wurde ich in ein Zweibettzimmer auf die Normalstation verlegt. Aus Rücksicht und weil
es die Belegsituation erlaubte, durfte ich den Raum wieder allein
benutzen. Doch eine besonders scheußliche Nacht sollte mir
noch bevorstehen: Wegen der Schmerzen gab man mir mittlerweile Opium – soweit ich weiß. Ich kann
bis heute nicht verstehen, warum Menschen
freiwillig zu Drogen greifen. Ich erlebte
einen Trip, den ich wohl nie vergessen
werde: Zunächst kamen die Spiralen aus
dem Kunstdruck, der vor mir an der Wand hing, auf mich zuge-
rast und fesselten mich. Die Welt um mich herum wurde virtu-
ell. Man setzte mich in den Rettungskorb einer Feuerwehrleiter
und katapultierte mich Hunderte von Metern in die Luft. Dort
flog ich in atemberaubender Geschwindigkeit über lilafarbene
Felder, stürzte sogleich in eines, wurde wieder nach oben gezogen, raste wieder durch die Luft und so weiter. Während ein
Ziegenkopf auf mich zuraste, verweste er in Sekundenschnelle
zu einem Schädel und kam direkt vor mir zum Stillstand.

Wegen der starken Schmerzen bekam ich mittlerweile Opium – und erlebte einen „Trip".

Ich riss die Augen auf, merkte, wo ich war, aber alles um mich
herum drehte sich. Vor Erschöpfung fielen mir die Augen zu,
das Ganze ging von vorne los. Voller Panik
versuchte ich, den Teufelskreis zu durchbre-
chen, indem ich auf meinen Wecker starrte
und Minute um Minute die Digitalanzeige
verfolgte. Die Uhr immer fest im Blick,
drückte ich parallel den Nothilfeknopf. Ich
berichtete der Schwester. Nach Rücksprache mit dem Arzt meinte
sie, das sei die Nebenwirkung des Schmerzmittels, ich müsse

Als der Tropf irgend-wann abgenommen wurde und später der Katheter, war ich schon heilfroh.

aushalten. Ich wachte die ganze Nacht hindurch, bis sich die Reaktion abschwächte. Am nächsten Morgen war ich wie gerädert. So folgten Tage, bis sich meine Situation etwas stabilisierte. Eine nette ältere Frau wurde zu mir ins Zimmer gelegt. Wir verstanden uns gut und halfen uns gegenseitig, sofern es möglich war.

Die ersten Aufstehversuche scheiterten, denn ich war drei Wochen nach der OP sehr schwach und konnte mich nicht auf den Beinen halten. Immerhin durfte ich Besuch bekommen.

Trotz der hinter mir liegenden Tortur freute ich mich über die zahlreichen Briefe und Aufmerksamkeiten.

Wenige Tage später eröffnete mir der Professor, der mich operiert hatte, dass der Tumor nicht vollständig entfernt werden konnte, da er den Solarplexus (das Nervengeflecht im Oberbauch) infiltrieren würde. Überdies tangierte die Hauptschlagader den Tumor. Er wollte mein Leben nicht riskieren. Man habe vom „Whipple'schen Eingriff" abgesehen, bei dem zwei Drittel des Magens, der Zwölffingerdarm, die Gallensteine und die Gallenblase entnommen werden. Er hatte nur einige Gefäße ersetzt, Gallensteine und die Gallenblase entfernt und ein bisschen „aufgeräumt". Ich bin ihm im Nachhinein für sein verantwortungsvolles Handeln dankbar. Laut Pathologie müsse man den Tumor jedoch als bösartig einschätzen. Näheres werde mir ein Kollege von der Inneren Medizin erläutern. Dieser Kollege, wie ich heute weiß, ein sehr um-

Ohne Chemotherapie gab man mir kein Jahr mehr – aber das verschwiegen die Ärzte mir zum damaligen Zeitpunkt.

gänglicher und aufgeschlossener Arzt, gab mir recht unverblümt zu verstehen, mir könne nur eine Chemotherapie weiterhelfen, ansonsten gäbe er mir höchstens noch fünf Jahre. Heute weiß ich, dass diese Einschätzung maßlos übertrieben war. Tatsächlich gab man mir kein Jahr mehr – das wollten die Ärzte mir zum damaligen Zeitpunkt aber nicht sagen.

Da saß ich nun und dachte, ich hätte das Schlimmste hinter mir. Am liebsten hätte ich zu meinem Arzt gesagt: „Was willst denn du jetzt noch – ich bin froh, dass ich den Mist bis hierhin geschafft habe. Ich will hier raus, verdammt!" Er legte mir ans Herz, ich solle so schnell wie möglich eine Rehabilitation absolvieren, um danach sofort mit der Chemotherapie beginnen zu können. „Was kann der Mensch eigentlich alles aushalten?", dachte ich mir und schlich, mittlerweile fähig, vornübergebeugt im Schneckentempo ein paar Schritte zu gehen, resigniert in mein Zimmer zurück.

Die Klammern am Bauch wurden gezogen. Eine Prozedur, vor der ich mich wieder einmal fürchtete. Krankengymnastik war angesagt – sofern man davon reden kann. Sie bestand darin, mehrmals am Tag erst einmal ein paar Meter am Stück zu gehen. Dies steigerte sich dann: Ich konnte kleinere Runden auf dem Krankenhausgelände und ein paar Treppenstufen steigen – in einer vor Schmerzen nach vorn gebeugten Schonhaltung, die der eines alten, eingefallenen Menschen glich. Zur Schmerzlinderung bekam ich mittlerweile ein „normales" Medikament. Zumindest war ich wieder aufnahmefähig für esoterische Lektüre, die mich seelisch über Wasser

Ich wurde entlassen, obwohl ich kaum ohne fremde Hilfe gehen konnte.

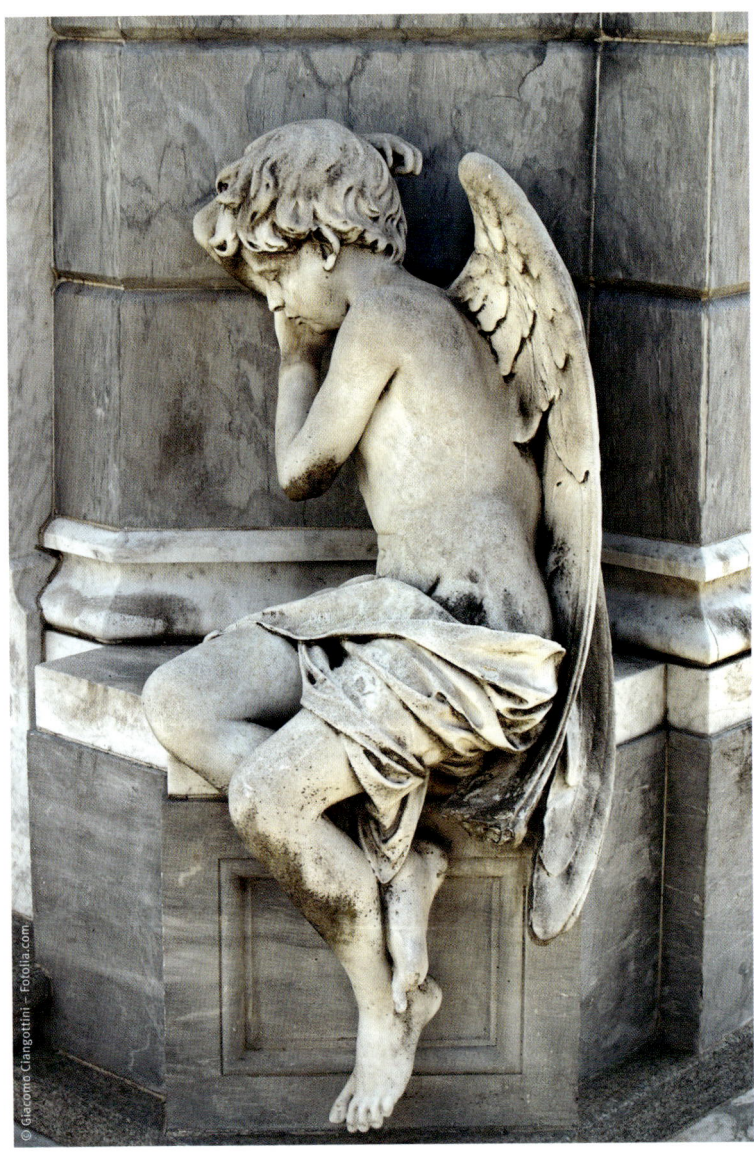

hielt. Diese Bücher gaben mir einen kräftigen Motivationsschub auf der Wegfindung zu meiner „inneren Mitte". Nach circa vier Wochen bekam ich den Gallenschlauch gezogen. Man schickte mich heim, obwohl ich mich ohne fremde Hilfe kaum fortbewegen konnte – die Krankenkasse drängte.

Auf dem Heimweg vom Krankenhaus hatte ich, obwohl ich sehr geschwächt war, das ungewöhnliche Bedürfnis, „meine" Stiftskirche in Wertheim zu besuchen. Nur noch 39 Kilogramm wiegend, setzte ich ganz allein langsam einen Fuß nach dem anderen bis zum Altar, faltete meine Hände und dankte erst einmal meinem Herrn, dass ich die OP überlebt hatte. Mit Tränen in den Augen bat ich inständig, er möge mich wieder gesund machen oder mich wenigstens lebenswert weiterleben lassen. Ein paar Minuten stand ich so in zwangsläufig gebeugter Haltung wie ein Häufchen Elend. Ich hatte jedoch das Gefühl, dass mich eine beruhigende Aura umgab. Das tat gut. Anschließend schrieb ich meine Bitte nochmals in ein dafür bereitliegendes Buch.

Angst, ein Hoffnungsschimmer und ein zartes Vertrauensband zu Gott erfüllten mich, als ich die Kirche verließ.

Während der Rehabilitation

Nach einigen Tagen fuhr mich mein Freund im November 2005 zur Rehabilitation nach Bad Sooden-Allendorf. Anfangs war ich vor Schwäche und Schmerzen außerstande, das Krankengymnastikprogramm durchzustehen. Zwischendurch saß ich manchmal allein auf einer Bank in der wunderschönen spätherbstlichen Sonne und blickte ins Tal. Wehmut überkam mich, ich fing an zu weinen. Als ich mit einem Chor, der aus Reha-Patienten bestand, das Lied „Ein schöner Tag" sang, überkam es mich bei der letzten Strophe „… und was dir das Schicksal auch bringen mag …". Ich weinte bitterlich. Andere nahmen mich verständnisvoll in die Arme und trösteten mich. Die Gruppe gab mir auch in den darauffolgenden Wochen große Stärke.

Zuversicht und Todesangst wechselten ständig – die Chorgruppe gab mir auch in den folgenden Wochen große Stärke.

Als ein ganz besonderes Erlebnis erfuhr ich das Liegen und Lauschen in einer Klangwiege. Du liegst im hölzernen Resonanzkörper einer Art Harfe, und während sie gespielt wird, wiegt man dich hin und her. Das beruhigte mich ungemein und ließ mich meine Schmerzen eine Weile fast vergessen.

Nach weiteren drei Wochen Aufenthalt war ich mittlerweile fähig, zwar immer noch im Schneckentempo, aber immerhin kleinere Strecken zu laufen. So entdeckte ich eines Abends während eines kleinen Klinikrundgangs ein Klavier in einem abgelegenen Vortragssaal. Es war gespenstig still – keine Menschenseele in der Nähe. Wehmut nach unbeschwerten Tagen überkam mich. Ich weiß nicht, wie lange ich vor diesem Klavier stand. Nach einer Weile stieg ich mühsam über eine kleine Treppe auf die Bühne, setzte mich langsam und begann zu spielen. „Angels" von Robbie Williams – immer und immer wieder. Tränen stiegen mir in die Augen: „Ein Engel", dachte ich mir, „das bist du wohl auch bald".

Ich weiß nicht, wie lange ich da saß. Irgendwann begab ich mich wieder auf mein Zimmer, öffnete die Balkontür und trat nach draußen in die Nacht. Es war kalt, aber die Sterne leuchteten. Ich wünschte mir so vieles, und doch eigentlich nur, wieder gesund zu werden.

Nach fast fünf Wochen Aufenthalt durfte ich um viele positiven Erfahrungen reicher wieder nach Hause. Ein weiterer Schritt auf meinem Weg zur Gesundung war getan.

Die Chemotherapie

Keine drei Wochen später stand im Dezember 2005 die Chemotherapie bevor. Deshalb musste ich gleich wieder ins Krankenhaus, um mir unter Vollnarkose einen dafür notwendigen Port – ein kleines Reservoir aus sterilem Material – in die Schulter setzen zu lassen (dazu mehr im Kapitel „Chemotherapie – ja oder nein?"). Dadurch konnte ich noch nicht mal mehr meinen linken Arm uneingeschränkt bewegen, sodass die bisher selbstverständlich erscheinenden Handgriffe des Alltags zu einer beschwerlichen Aufgabe wurden.

Heute wird mir nur beim Gedanken an die Chemotherapie schon fast wieder schlecht.

Man bekommt während der Chemo zwar starke Tabletten, um die Nebenwirkungen einigermaßen auszugleichen, ist aber nur noch ein Schatten seiner selbst. Nach dem fünften Chemotag sollte ich nach Hause. Es war der Tag vor Heiligabend. In der letzten Krankenhausnacht jedoch wurde mir richtig übel, es raffte mich regelrecht danieder. Der Kreislauf war völlig zusammengebrochen. Man hängte mich an den Tropf und versuchte, mich wieder „aufzupäppeln". Ich war

Während der Chemotherapie vegetierte ich tagelang im Bett vor mich hin.

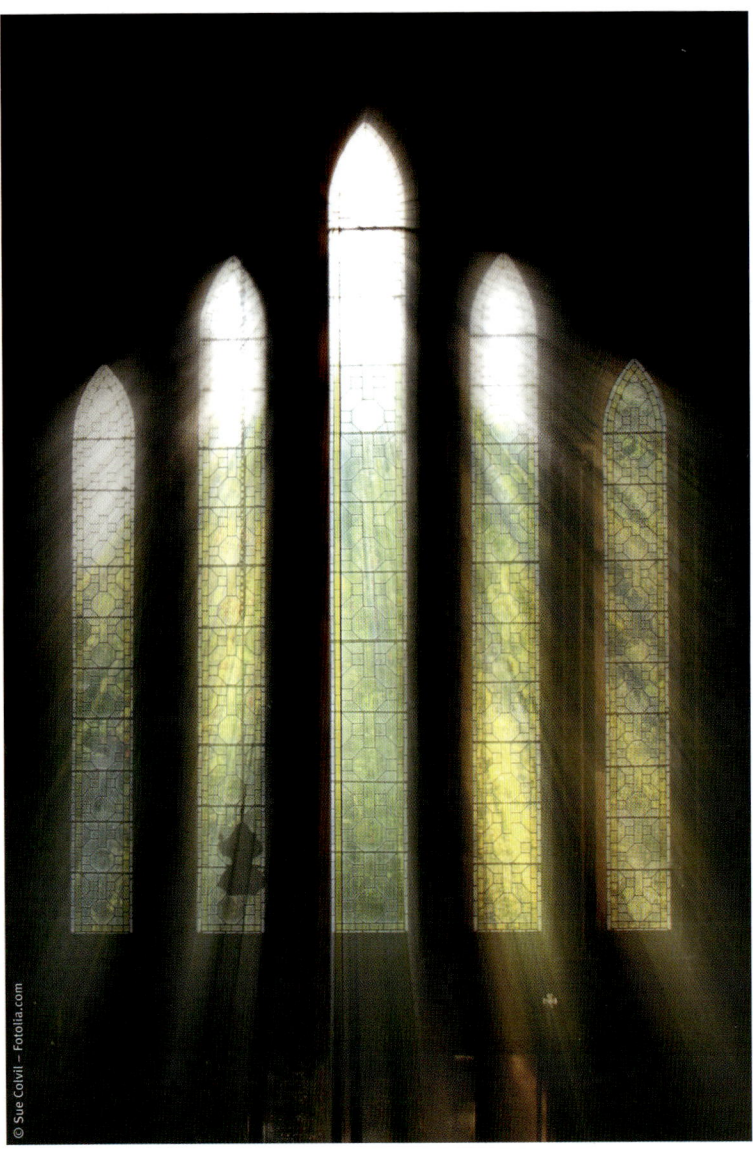

aus Hygienegründen abgeschottet, wollte auch keinen Menschen sehen, so schlecht fühlte ich mich. Ich hatte zwar einen Fernseher, aber selbst zum Fernsehschauen war ich zu schwach.

So lag ich da, den ganzen Tag, eine Nacht, noch einen Tag. Es kam mir wie eine Ewigkeit vor. Draußen wurde es bereits dunkel. Für einen langen Moment dachte ich wirklich, jetzt geht es dem Ende zu, denn unwillkürlich raste mein gesamtes Leben in Sekundenschnelle an mir vorbei – und zwar rückwärts bis zu einem Punkt, der mir bis dato noch nie bewusst war.

Ich spürte mich als Baby, wie ich zum Wiegen nackt in eine kalte, beigefarbene Waagschale gelegt wurde. Das war wohl das erste Mal, dass ich mit Kälte in Berührung kam, und zwar im doppeldeutigen Sinne, da man es anscheinend nicht für nötig gehalten hatte, ein wärmendes Handtuch unterzulegen. Vielleicht war diese Erfahrung das Schlüsselerlebnis dafür, dass ich in meinem späteren Leben emotionale Kälte immer wieder als einen kurzen stechenden Impuls in meinen Bauch erfuhr.

> **Ich fühlte mich so schlecht, dass ich keinen Menschen sehen wollte.**

Irgendetwas riss mich zurück und legte mir allmählich wieder steuerbare Gedanken in meinen Kopf. „Mein Gott", dachte ich, als ich aus meiner Benommenheit zurückkam, „hast du mich etwa gerade kurz vor der Schwelle zum Tod zurückgeholt?" Im Stillen fing ich an zu beten. Nicht einmal meine Hände konnte ich falten, so schwach war ich. „Lieber Gott, wenn du mich hier jemals wieder heil rauskommen lassen solltest (und das schien mir zu diesem Zeitpunkt mehr als unwahrscheinlich),

dann verspreche ich dir, werde ich endlich anfangen, mich seelisch zu spüren, auf mich Acht zu geben, meine Bedürfnisse
umzusetzen, mich von Dingen fernzuhalten, die mir nicht guttun. Ich weiß, das wird meine letzte Chance sein. Du hast in
mein Leben eine Notbremse eingebaut, um mir zu zeigen, dass
ich zugrunde gehen werde, wenn ich so wie bisher weiterma-
che! Ich will noch nicht sterben, ich habe doch noch so viel
vor. Bitte gib mir die Kraft, die ich brauche!"

Kurz darauf begannen die Kirchenglocken zu läuten. Es war der
Heilige Abend. Langsam legte sich so etwas wie Beruhigung
über mich. Nun war wohl auch für mich Weihnachten, wenn-
gleich es als ein einsames, von Angst und Ungewissheit gepräg-
tes, unendlich trauriges Ereignis für mich in Erinnerung bleiben
wird. Seitdem ist Weihnachten für mich ein wirkliches Wunder,
ein Traum, den ich besonders genieße, zumal ich es heute wieder unbeschwert darf.

An Silvester durfte ich auf mein Bitten hin, jedoch noch sehr
geschwächt, nach Hause. Die nachfolgende Chemotherapie erstreckte sich bis Ende Mai. Nachdem mir im Januar die Haare
büschelweise ausfielen, rasierte sie mir mein
Freund ab. Ein seltsames Gefühl war es
schon, meine langen Haare auf den Boden
fallen zu sehen. Ich betrachtete mich im
Spiegel und dachte mir: „Nun siehst du ein

Das Abrasieren meiner Haare grämte mich nicht, ich hatte schon zu viel hinter mir.

bisschen aus wie Sinead O'Connor." Es grämte mich nicht wirklich. Wahrscheinlich hatte ich doch schon zu viel hinter mir, als
dass ich wegen meiner nicht mehr vorhandenen Haarpracht
ernsthaft negative Gedanken zuließ.

Während der Chemotherapie war ich nur noch ein Schatten meiner selbst. Ans Bett gefesselt vegetierte ich tagelang dahin, mal bei längeren Krankenhausaufenthalten, mal zu Hause. Das einzige, was ich in diesen Zeitabschnitten wahrnahm, waren draußen die vorbeiziehenden Wolken. Ich machte es mir beinahe zum Sport, in den sich stetig wechselnden Wolkenzügen Figuren oder Gesichter zu erkennen. „Irgendetwas muss der Mensch ja treiben", dachte ich trotz meines Elends.

Zwischen den Chemos durfte ich mich ein paar Tage „erholen". Ich begann mit kleinen Treppengängen, um meine praktisch nicht mehr vorhandenen Muskeln nicht völlig zum Erlahmen zu bringen. Manches Mal habe ich gedacht, ich schaffe es nicht mehr bis zu meinem Bett, aber gleichzeitig ermutigte ich mich immer wieder: „Irgendwann kommt auch mal wieder die Zeit, in der du herumspringen wirst, und wenn du das schaffen willst und deine nicht mehr vorhandenen Muskeln wieder ihre Aufgabe erfüllen sollen, dann läufst du jetzt den Krankenhausflur nach vorn und wieder zurück. Du hast ohnehin gerade nichts Besseres zu tun, also läufst du jetzt."

Das Treppensteigen wurde jedes Mal zu einer Tagesaufgabe und war unheimlich anstrengend.

Menschenmengen sollte ich wegen der Infektionsgefahr meiden. Das Cortison schwemmte mein Gesicht auf. Appetit hatte ich auch nicht besonders. Zum Glück kochte in dieser Zeit meine Mutter das Mittagessen, denn essen musste ich ja.

So überstand ich die 46 Chemotherapien. Kurz darauf hatte ich einen neuen Termin zur Computertomografie. Der Tumor war

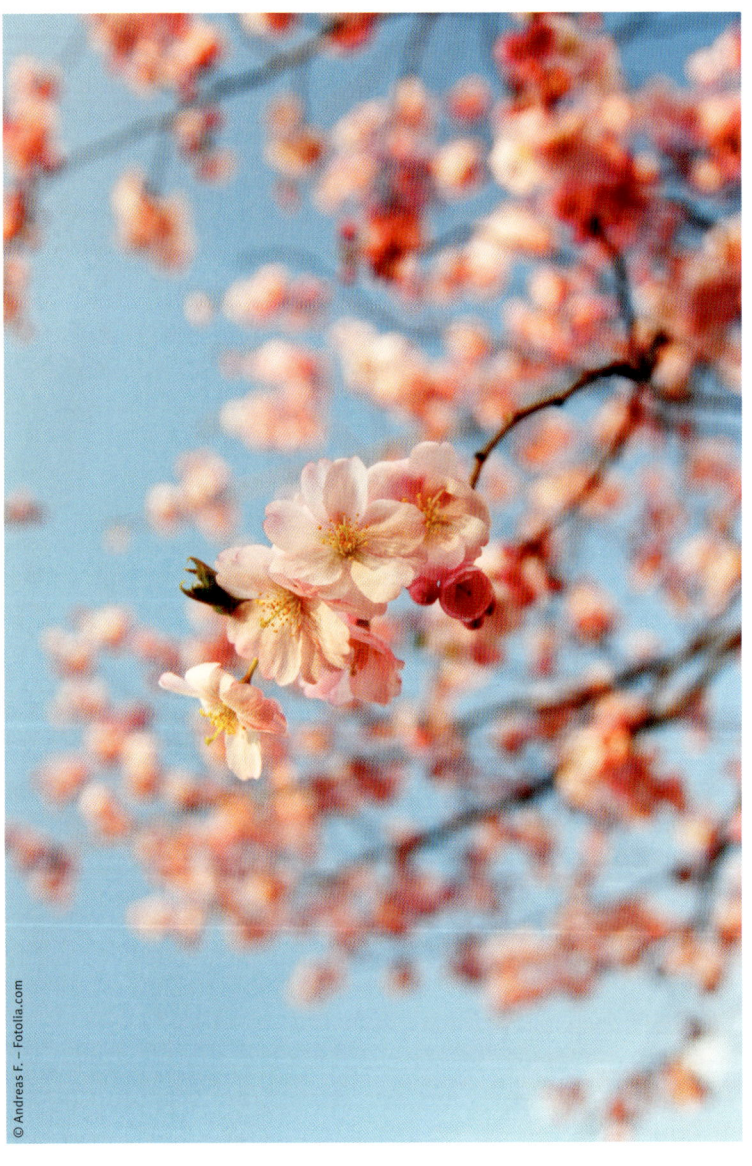

weder gewachsen, noch war er kleiner geworden. Als Nebenwirkung zur Chemo hatte ich eine Fettleber bekommen. Mir
wurde gesagt, man habe alles derzeit Mögliche getan, um mir zu helfen. Mehr könne
man nun nicht mehr für mich tun. Ich solle
heim, mir noch eine schöne Zeit machen.
Trotzdem solle ich alle drei Monate zur Kontrolle zur Computertomografie. Da man
nicht wisse, wie sich der Tumor weiterentwickle, könne man
auch keine genauen Prognosen abgeben. Man hoffe, die For-
schungsarbeit schreite soweit voran, dass mir eines Tages geholfen werden könne.

> **Man hatte alles derzeit Mögliche getan, um mir zu helfen. Ich galt nun als „austherapiert".**

Die ganze Chemo hatte also nichts gebracht – man gab mich
auf.

Nach der Chemotherapie

Ich war erst einmal zu Hause und hatte keine anstrengenden
Termine in Aussicht. Das empfand ich als ungemeine Erleichterung. Ich erholte mich erstaunlicherweise recht schnell von
den Strapazen der letzten Monate. Meine Haare fingen zaghaft
an, sich an meinem kahlen Kopf in Form von Flaum zurückzu-
melden. Nach und nach waren sie wieder vollständig da, doch
welch Überraschung – obwohl man mir es ja prophezeit hatte –
zunächst lange Zeit als Kringellocken.

Ich genoss einen wunderschönen Frühling und Sommer. Ich
nahm alles bewusster wahr, las Erfahrungsberichte von anderen
Krebspatienten, die ihre Krankheit besiegt hatten, informierte

mich über alternative Therapieformen und versuchte, mein Leben aufzuräumen. Ich ging oft in den Garten, schloss die Augen, hielt mir eine Rosenblüte unter die Nase und atmete tief ein. Ich traute mich sogar, wieder aufs Fahrrad zu steigen, und war restlos glücklich, als es funktionierte. Bald unternahm ich kleinere Fahrradtouren, fütterte die Enten, genoss einfach die Freiheit und arbeitete sogar wieder dreimal die Woche für circa zwei Stunden. Mein Hausarzt staunte und war begeistert. Nachdem ich von meinen Ärzten aus Bad Mergentheim grünes Licht für eine Alternativtherapie bekam, begab ich mich ab August 2006 in die Hände eines Heilpraktikers, bei dem ich bis heute bin.

Nachdem mir der Arzt sein O.K. gegeben hatte, ging ich zu einem Heilpraktiker.

Im September stand ein erneuter CT-Termin an. Da das Caritas-Krankenhaus Bad Mergentheim mit der Heidelberger Universität erfolgreich zusammenarbeitet, empfahl man mir, mich dort vorzustellen. Die Forschungsarbeiten dieser Uni in Ehren, doch was ich da erlebte, warf meine seelische Aufbauarbeit, die ich in den vorangegangenen Monaten geleistet hatte, auf Null zurück. Man teilte mir schonungslos mit, mir helfe nur noch eine Operation, und wenn ich das nicht machen ließe, sei ich in spätestens einem Jahr tot. Daraufhin kontaktierte ich den Bad Mergentheimer Professor, der mich damals operiert hatte und der mir nochmals meine Situation erläuterte. Er bot an, sich mit den Kollegen in Heidelberg in Verbindung zu setzen, riet aber zu diesem Zeitpunkt entschieden von einer erneuten OP ab. Ich solle mich nicht in Panik versetzen lassen.

Der Professor riet mir, mich nicht in Panik versetzen zu lassen.

Die mitgebrachte, aktuelle CT-Aufnahme ließ keine eindeutige Veränderung erkennen.

Ich beruhigte mich allmählich wieder, besann mich auf mich selbst und ging weiter meinen Weg. Trotz der zusätzlichen Sorgen mit meinem damaligen Lebensgefährten erlebte ich so manche Glücksmomente.

Im Januar dann, mein Hausarzt vermutete es schon ein paar Tage vorher, bekam ich tatsächlich die Nachricht, dass der Tumor beträchtlich kleiner geworden sei. Ich weiß, dies war ein erfolgreicher Schritt in die richtige Richtung. Für eine längere Zeit musste ich noch alle sieben Wochen zur Portspülung, um diesen durchgängig zu halten. Mittlerweile wurde dieser wieder entfernt.

Mir geht es gut, ich habe keinerlei Schmerzen. Bis zu meiner zweiten Reha im Nordschwarzwald nahm ich täglich zur Hauptmahlzeit Enzyme zur Fettspaltung, da meine Bauchspeicheldrüse nicht mehr genügend davon produzierte. Ja, du liest richtig, ich nahm – Vergangenheit. Wie es dazu kam? In der Fachklinik Sonnenhof bekam ich leichte Vollkost (näheres siehe Kapitel „Die richtige Ernährung"). Obwohl ich durch meinen Tages-Fitness-Plan und reichlich Flüssigkeitszufuhr die optimalen Voraussetzungen für eine geregelte Verdauung mehr als erfüllte, hatte ich damit Schwierigkeiten. Für mich kam im Prinzip nur eine Ursache in Frage: Mein Enzymersatzmedikament. Kurzerhand – es war Wochenende und nur der Notdienst war anwesend – entschloss

Meine Bauchspeicheldrüse begann wieder zu arbeiten – ein großer Schritt im Heilungsprozess!

ich mich (nicht ohne Risikoabwägungen, die jedoch gering schienen), es abzusetzen. Mal schauen, was passieren würde. Auch am Montag vertrug ich meine Nahrung erstaunlicherweise gut. Von Schwierigkeiten keine Spur mehr. Heute benötige ich die Enzyme lediglich, wenn ich mal Appetit auf eine „deftige", fette Mahlzeit habe ... und die gönne ich mir ab und zu.

Noch etwas skeptisch meldete ich dies dem Chefarzt. Zuerst untersuchte er mich kommentarlos. Dann nahmen wir wieder gegenübersitzend an seinem Schreibtisch Platz. Er überlegte einige Zeit, und es stieg schon ein leichtes Unbehagen in mir auf. Sein Gesichtsausdruck war so angespannt – was würde denn jetzt wieder kommen? Dann schaute er mich an, schlug leicht mit beiden Handinnenflächen auf die Tischplatte und meinte: „Tja, Ihre Bauchspeicheldrüse scheint wohl wieder das Arbeiten angefangen zu haben. Sie dürfen sich freuen. Nach dem Studieren Ihrer Krankenakte und dem bisherigen positiven Verlauf würde ich Sie als nahezu geheilt einschätzen. Wenn Ihnen weiterhin das Glück so zur Seite steht wie bisher, können Sie damit lebenswert alt werden. Ich bin zwar nicht der liebe Gott, aber dennoch sehr zuversichtlich."

Du liebe Zeit, also damit hatte ich nicht wirklich gerechnet. Am liebsten wäre ich aufgesprungen und hätte ihn geküsst. Innerlich vollbrachte ich Luftsprünge, Endorphine überfluteten meinen Körper, und ich zeigte meinem Arzt mit einem strahlenden Lächeln meine Freude. Sekunden später äußerte ich vorsichtige Skepsis, es könne sich möglicherweise um eine subjektive Einschätzung handeln. Mein Arzt versicherte mir aber, er

Ohne meine positiven Gedanken hätte ich es nicht so weit geschafft.

würde über langjährige Berufserfahrung verfügen und mir niemals Hoffnungen machen, wenn er nur einen Funken Zweifel hegte. Er sei vom positiven Ergebnis überzeugt, und ich solle meine positiv stärkenden Gedanken weiterhin pflegen. Das sei enorm wichtig und ohne diese Haltung hätte ich es nicht bis zu diesem Punkt geschafft. Beruhigt und unheimlich glücklich über diese Nachricht verließ ich nach einer herzlichen Verabschiedung das Sprechzimmer. Mit einem Dauergrinsen im Gesicht hätte ich am liebsten jeden, der mir auf dem Weg zu meinem Zimmer begegnete, umarmt und mit ihm um die eigene Achse tanzen mögen.

Einige Tage später saß ich bei meinem Heilpraktiker. Als ich vom jüngsten Erfolg berichtete, wollte er doch glatt eine Flasche Champagner mit mir öffnen. Unabhängig von der Aussage des Chefarztes war er ebenfalls der Ansicht, dass ich es ohne meinen eisernen Willen nicht so weit geschafft hätte. Dieser Meinung waren auch die Bad Mergentheimer Ärzte. Die restlichen Reha-Tage genoss ich in so überaus glücklichem Maße, dass in mir täglich die Endorphin-Männchen gehüpft sein müssen.

Abends startete ich mit meinen während der Reha neu geschlossenen Freundschaften meistens in den nahe gelegenen Wellness-Wald zum Nordic Walking. Nach vier außerordentlich erholsamen und fruchtbaren Wochen kehrte ich zufrieden heim. Ein paar Tage später trennte sich der gemeinsame Weg von mir und meinem Freund. Zunächst sehr traurig über diese Entwicklung, entdeckte ich jedoch etwas später, dass ich zwar einen Lebensgefährten verloren, dennoch einen Freund

Kurz nach der Reha trennte ich mich von meinem Freund.

gewonnen hatte. So war ich fortan allein, aber seelisch gestärkt wie nie zuvor – und bei Weitem nicht einsam, denn ich habe zum Glück bis zum heutigen Tag einen lieben Freundeskreis.

Wenige Tage später fing ich wieder an, halbtags zu arbeiten. Eine gewisse Regelmäßigkeit im Leben zu haben, und das schöne Gefühl, am Arbeitsplatz wieder willkommen zu sein, trägt ebenfalls zu meinem Wohlbefinden bei. Weitere Untersuchungen ergaben mittlerweile, dass der Resttumor verkapselt beziehungsweise nahezu inaktiv ist und stetig kleiner wird. Ich darf also ganz normal weiterleben. Inzwischen erlebe ich immer mehr Glücksmomente. So durfte ich einem Menschen begegnen, der meine Seele wie selten berührt hat, für den ich tiefe Gefühle empfinde, und dessen Liebe mich glücklich macht.

Ich versuche, Stress zu vermeiden, und wenn er doch auftaucht, komme ich zu meiner Mitte.

Ich bin davon überzeugt, dass mein Genesungsprozess und die Fähigkeit, wieder Freude im Leben empfinden zu können, zum größten Teil mein Verdienst sind. Lass sie hinein, die Freude, achte auf dein Umfeld und auf dich. Lass Gutes in dein Leben! All die anderen guten Dinge kommen dann von ganz allein!

ZUSAMMENFASSUNG

Im September 2005 erhielt ich die Diagnose Bauchspeicheldrü-senkrebs. Es folgten eine siebenstündige, erfolglose Operation und 46 Chemotherapien. Anschließend wurde ich als „austhera-piert" von den Ärtzten nach Hause geschickt. Man gab mir nur noch wenige Monate zu leben.

Ich erholte mich langsam von den Strapazen und begann sehr in-tensiv mit der Stimulierung meines Immunsystems durch die Ent-wicklung einer Verhaltensstrategie, die auf positiven Gedanken beruhte: Ich wollte es schaffen, wollte den Krebs besiegen!

Nach weiteren vier Monaten entdeckte man die erste Remission; eine verspätete Reaktion der Chemotherapie schlossen meine Ärzte ausdrücklich aus. Ich führte meine Verhaltensstrategie kon-sequent fort – tue es bis heute. Nach aktueller Aussage meiner Ärzte hat mein Körper die Oberhand über den Tumor gewonnen.

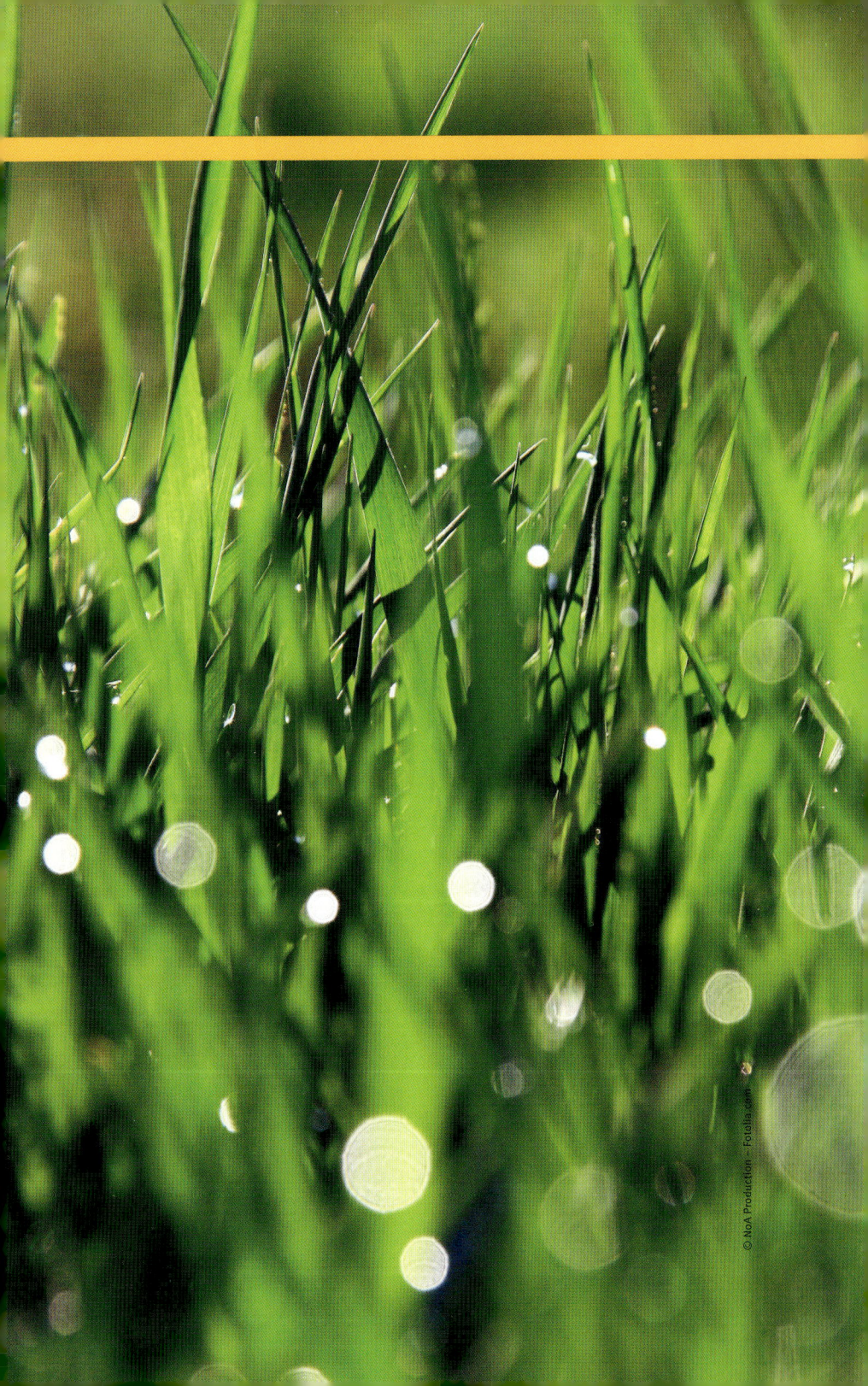

Heilung durch innere Kräfte

Entscheide dich jeden Tag neu: „Ja, ich will. Ja, ich will lebenswert weiterleben." Das ist der Anfang – der Anfang deiner Genesung. Gehe Schritt für Schritt weiter. Du schaffst das!

„Wer kämpft, kann verlieren,
wer nicht kämpft, hat schon verloren!"   Bertolt Brecht

Die eigene Mitarbeit

Ich gehe davon aus, dass du dich momentan – milde ausgedrückt – in einer psychisch und physisch belasteten Situation befindest. Du bist verzweifelt, weißt nicht, wie es weitergehen soll. Vielleicht bist du entmutigt, weil du dich fragst, ob es überhaupt weitergeht. Dein bisheriges Leben hat auf einmal eine Vollbremsung hingelegt. Alles scheint an dir vorbeizuziehen – nur dein Leben, deine Pläne stehen auf einmal still. Wie ein plötzlicher Hammerschlag auf den Kopf hat es dich erwischt – die Diagnose deiner Krankheit. Vielleicht hast du aber auch schon einige Zeit des Leidens hinter dir, bist schwach, mut- und kraftlos, ohne jegliche Hoffnung. Einige haben dir bestimmt Mut zugesprochen oder werden es noch tun. Doch wie es in dir aussieht, was auf dich noch zukommt, das kann dir keiner abnehmen. Da musst du ganz allein durch. Somit erweist sich das Mitgefühl deiner Umgebung zwar als tröstlich, jedoch nicht wirklich als hilfreich.

Ich möchte an dieser Stelle nicht den Eindruck erwecken, als bräuchtest du niemanden. Im Gegenteil – über deine Situation zu sprechen und Trost zu empfangen, kann ungemein erleichternd sein. Außerdem verleiht es dir zusätzliche Stärke auf deinem Weg. Aber es ist noch wichtiger, deine eigene innere Kraft zu entdecken, aufzubauen und ihr zu vertrauen. Damit bis du nicht mehr von äußeren Umständen abhängig. Dein Wohlbefinden hängt dann nicht mehr vom Verhalten deiner Umwelt ab. Freilich – du bist Mensch, und du wirst nicht vermeiden können, dass dich negative Erlebnisse belasten. Auch in Zukunft nicht. Aber du kannst lernen, anders damit umzugehen.

> **Auch wenn andere Trost spenden, ist es wichtiger, die eigene innere Kraft zu entdecken, aufzubauen und ihr zu vertrauen.**

Deine jetzige Lage, egal in welchem Stadium du dich gerade befindest, ist der Anfang und zugleich deine Chance und Motivation, wieder gesund werden zu können. Ohne deine Hilfe wird das aber nicht funktionieren. Jetzt wirst du wahrscheinlich sagen: „Ich kann nicht, ich bin zu schwach" oder dergleichen. Ich aber weiß aus eigener Erfahrung: Jeder, der sagt, er kann nicht, der will nicht.

> **Jeder, der sagt „Ich kann nicht", der will nicht.**

Willst du lebenswert weiterleben? Jeder Kranke möchte diese Frage wohl mit einem klaren Ja beantworten. Ich werde dich an die Hand nehmen und dir zeigen, wie ich es geschafft habe. Sicherlich hast du bereits eine Zeit hinter dir oder befindest dich mittendrin, in der du viel weinst, weil du verzweifelt bist. Weinen ist ein Ventil, unter-

> **Steigere dich nicht in dein Leid, denn das kostet die Kraft und Energie, die du jetzt für dich brauchst.**

drücke es nicht, aber achte darauf, nicht darin zu versinken und aufzugeben.

Sobald du allein bist, kannst du wunderbar damit beginnen. Wenn es dich überkommt zu weinen, lasse es zunächst geschehen. Wenn negative Gedanken auftauchen, tausche sie gegen positive aus. Wie funktioniert das? Sag zu dir: „Stopp! Ich möchte wieder gesund werden. Also werde ich meine Kraft nicht an Gedanken verschwenden, die mich nicht weiterbringen, sondern nur schwächen. Das ist das erste, was ich ändern muss auf meinem Weg zur Heilung!" Lenk nun deine Aufmerksamkeit ganz auf dich. Spür dich, deine Gefühle, deine Bedürfnisse.

Vielleicht hast du bisher versucht, jedem gerecht zu werden, zu funktionieren, niemanden zu enttäuschen. In dieser Situation solltest du eine Bilanz aus deinem bisherigen Leben ziehen:

- Welche deiner Vorstellungen vom Leben sind bisher Wirklichkeit geworden?
- Wann und warum entwickelte sich dein Leben nach den Vorstellungen anderer?
- Was bedrückt dich?
- Wie geht dein Umfeld mit dir um?
- Bestimmst du selbst über deine Lebensgestaltung oder wirst du fremdbestimmt?

Ein erster Schritt ist es, Bilanz aus deinem Leben zu ziehen.

Darum geht es auch bei deiner Krankheit. Es gibt inzwischen Erkenntnisse darüber, dass Krebs auch eine psychologische Komponente hat und negative Erfahrungen seine Entstehung begünstigen können. Ich habe Fachliteratur dazu gelesen, ja regelrecht studiert. Und meine anfängliche Skepsis verschwand. Nicht nur die vielen Lebensläufe derjenigen, die den Krebs durch Änderung ihres bisherigen Lebens besiegten, haben mich überzeugt. Das Wichtigste: Ich gehöre mittlerweile selbst zu diesem Kreis. Das hat mich in der Vermutung, den richtigen Weg eingeschlagen zu haben, nur noch bestärkt.

Krebs hat auch eine psychologische Komponente, negative Erfahrungen können seine Entstehung begünstigen.

Wenn du feststellst, dass bei der Beantwortung der oben genannten Fragen einiges im Argen liegt, so fang nicht an, andere zu verurteilen oder für deine jetzige Lage verantwortlich zu machen. Das kostet ebenfalls wieder unnötig Kraft. Es verlangt niemand, dass du den Menschen, die dir Unrecht taten, auch noch Absolution erteilst, aber halte dich nicht mit dem Suchen nach Schuldigen auf. Das bringt dich nicht weiter!

Beantworte die Fragen, die ich aufgezeigt habe, ganz ehrlich. Es geht nicht darum, einen besonderen, gar erfolgreichen Lebenslauf vorweisen zu können. Du sollst einfach nur herausfinden, was dir fehlt. Hör auf deinen Körper und verdränge nicht die klaren Antworten, auch wenn sie unbequem erscheinen und nach Arbeit klingen. Die Lösung deiner Probleme und die Erfüllung deiner Bedürfnisse werden zu deiner Gesundwerdung beitragen. Es wird Zeit – spüre dich! Sieh es einmal so: Warum die Zeit jetzt nicht sinnvoll nutzen? Sicherlich kann man sich vorstellen, diese schöner zu verbringen. Aber das geht eben im Moment nicht, weil dich die Krankheit ausgebremst hat. Das muss nicht heißen, dass nie wieder eine Zeit kommt, in der du

Finde heraus, was dir fehlt. Die Lösung deiner Probleme kostet zwar Zeit, wird dich aber retten!

das machen kannst, was du jetzt eigentlich lieber tun würdest. Kämpf nicht dagegen an. Nimm die Situation an, so wie sie ist und mach das Beste daraus. „Wie kann man daraus noch das Beste machen?" wirst du dich fragen. Nun – die Antwort will ich dir anhand dieses Buches geben. Ich habe es geschafft, und du kannst das auch.

ZUSAMMENFASSUNG

Ich weiß, das du momentan schwach und verzweifelt bist. Doch gerade jetzt kommt es auf deine Mitarbeit an! Nutze die Zeit und finde heraus, was dir im Leben wirklich wichtig ist und woraus du Kraft schöpfen kannst. Ziehe Bilanz aus deinem bisherigen Leben und frage dich, ob du selbst dein Leben gestaltest oder immer nur auf die Bedürfnisse anderer eingehst. Die Erfüllung deiner Vorstellung von einem glücklichen Leben wird zu deiner Gesundwerdung beitragen.

Das Überwinden der Todesangst

Ich weiß aus eigener Erfahrung: Bevor du fähig sein wirst, überhaupt irgendetwas aufzunehmen, anzunehmen, gar klar zu denken, musst du aus dieser Angst herauskommen. Diese Todesangst, die dich gefangen hält, die dich erstarren lässt, die alles an dir abprallen lässt, verhindert womöglich eine lebensrettende Wegweisung.

Ich steckte im gleichen Todesangstdilemma wie du jetzt: Mich trieb anfangs (und sicherlich auch immer wieder in abgeschwächter Form zwischendurch) nichts mehr um als diese

Angst. Wie wird es weitergehen? Wird es überhaupt weitergehen? Wie ist das bei einem eventuell qualvollen Sterben? Bin ich wirklich tot, wenn ich gestorben bin, oder lebt meine Seele tatsächlich weiter? Was ist, wenn das alles mit dem ewigen Leben nach dem Tod doch nicht stimmt? Dann bin ich weg, mich gibt es dann nicht mehr! Ich will nicht sterben! Zwar wird es irgendwann ohnehin so weit sein, aber doch jetzt noch nicht! Ich wollte doch noch so vieles tun und erleben! Bitte, ich will noch nicht sterben, ich will nicht, nicht jetzt!

Panikgedanken jeglicher Couleur erfassten mich, trieben mich um – vom ersten, von der Nacht geräderten Augenaufschlag am Morgen bis tief in die Nacht, wenn ich vor Erschöpfung endlich einschlief. Weinkrämpfe, Resignation, Erschöpfung, Verdrängung und eine gewisse verzweifelte Ungläubigkeit, dass das alles nicht wahr sein kann, wechselten stetig. Ich dachte oft: „Erzählt ihr nur, was ihr wollt! Keiner steckt in mir drin und kann mir diese Krankheit abnehmen! Ihr wisst ja gar nicht, wie das wirklich ist. Es ist alles lieb gemeint, ich weiß …! Diese Angst, die ist am schlimmsten, und dann diese Schmerzen nach der Operation, ich drehe noch durch. Ich halte das einfach nicht mehr aus! Am liebsten würde ich einschlafen und erst wieder aufwachen, wenn alles überstanden ist." In der Zeit, als ich so sehr in meiner Todesangst und Verzweiflung gefangen war, war das Lied „Wake me up when September ends" („Weck mich auf, wenn der September vorüber ist") aktuell. Es passte sowohl zur Jahreszeit als auch zu meinem Wunsch hervorragend. Doch es sollte noch für Tage, Wochen, Monate ein Wunsch bleiben.

Todesangst, Weinkrämpfe, Resignation, Erschöpfung, Verdrängung – vom Aufwachen am Morgen bis zum Zubettgehen am Abend.

Bevor ich zum eigentlichen Umgang mit der Angst und deren Überwindung komme, möchte ich dir ein paar Worte zu den Schmerzen mit auf den Weg geben: Schmerzen lassen dich kaum einen klaren Gedanken fassen. Sie halten dich fest, klingen vielleicht für den kleinen Zeitraum der Medikamentengabe ab, doch sie kommen wieder, bereiten dir auch Angst. Ich versuchte, mich mit zu beruhigen, dass ich mir klar machte, was Schmerzen für mich eigentlich bedeuten – und ich hatte tatsächlich Erfolg. Sie ließen immer dann nach, wenn ich mir

Solange du Schmerzen spürst, lebst du!

bewusst machte, dass Schmerzen zum einen unter Verkrampfung (etwa durch Angst) entstehen, zum anderen, dass sie auftauchen, wenn dein Körper heilt – und zwar genau in diesem Moment, in dem du Schmerzen hast. Solange du das spürst, lebst du. Schwacher Trost? Ganz und gar nicht! Würde sich dein Körper nicht mit Heilung beschäftigen, hättest du auch keine Schmerzen.

Beginnst du zum Beispiel in deiner Wohnung mit einer Veränderung, weil dir das Alte nicht mehr gefällt, musst du erst einmal Sachen wegräumen. So eine Renovierung verursacht anfangs Dreck, Krach, Unangenehmes – vergleichbar mit deiner Operation beziehungsweise mit dem Aufdecken deines Seelenzustandes. Damit sich etwas Neues, Schönes aufbauen kann, musst du wiederum Zeit, Mühe, Arbeit (Schmerzen) aufwenden. Ähnlich dem Muskelkater, der ja auch für Aufbau steht (Muskelaufbau) und wehtut, letztlich aber für einen wohlgeformten Körper sorgt, so sind deine Schmerzen nichts anderes als ein Kraftakt deines Inneren, etwas zu reparieren, etwas genesen und heil werden zu lassen.

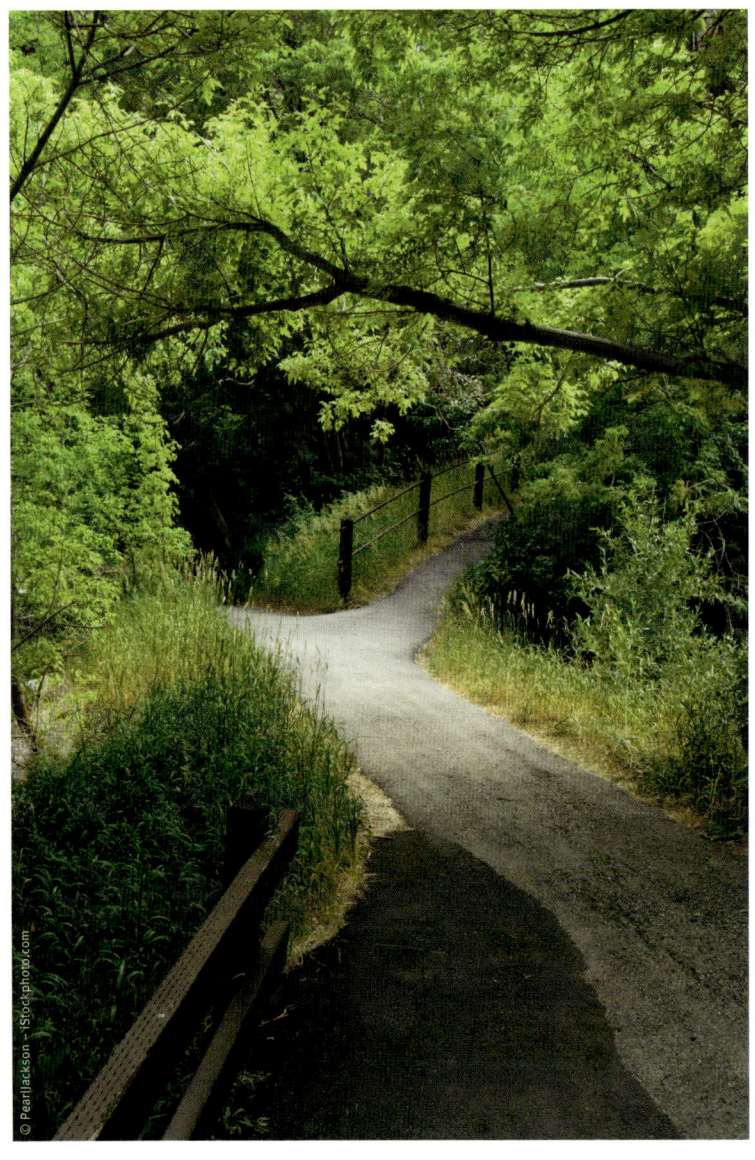

Diese Schmerzen sind außerdem sinnvoll, damit du später gestärkt aus dem Ganzen hervorgehen kannst, fähig bist, dein Leben bewusster zu leben. Im Moment glaube ich dir, wenn du sagst: „Das braucht kein Mensch!" Aber glaub auch mir, wenn ich dir heute rückblickend sage: Ich wünschte, ich hätte es weniger bitter erfahren müssen, aber es war wohl nötig, um heute mit meinem Bewusstsein da zu sein, wo ich bin! Was das bedeutet, wirst du erkennen, wenn du diese Leidenszeit hinter dir hast. Für mich hatte alles seinen Sinn.

Der eigentliche Umgang mit der Todesangst

Ich werde oft gefragt, wie ich mit dieser grauenvollen Angst umgegangen bin. Leider war ich damals mit meiner Todesangst allein, ich musste mich gleichsam in Form eines Selbstimpulses wachrütteln. Hier setzt nun meine Lösung, mein Appell an dich an. Dieser Appell ist ein wichtiger Schritt in Richtung „gesund werden":

Geh weg von diesen zermürbenden, kraftraubenden Gedanken über Angst und Tod und entscheide dich für das Leben! Mach dir bewusst, dass du eine Weggabelung vor dir hast. Du stehst nun vor dieser Weggabelung und fragst dich, welchen von beiden Wegen du nehmen, für welchen du dich entscheiden sollst. Der schlechte Weg führt zum Tod und beinhaltet: Ich werde sterben. Ich verharre in meinem jetzigen Verhalten,

Der schlechte Weg aus der Todesangst beinhaltet zermürbende und kraftraubende Gedanken über Angst und Tod.

lasse mich weiterhin von Angst-, Todes- und Panikgedanken bestimmen. So wird meine verzweifelte Seele meinen ohnehin mittlerweile geschwächten Körper zusätzlich niederdrücken. Mit hoher Wahrscheinlichkeit werde ich an der körperlichen und seelischen Marter zerbrechen und letztlich wirklich sterben! Möchte ich das?

Der gute Weg führt zum Leben und beinhaltet: Ich werde leben, lebenswert weiterleben. Prognosen, die Ärzte abgeben, basieren lediglich auf negativen Erfahrungswerten, einer negativen Statistik. Doch es gibt auch eine positive Statistik. Es liegt im Wesentlichen bei mir, wie das Ganze ausgeht. Schließlich gibt es eine Menge Menschen, die den Krebs überlebt haben, obwohl sie schon totgesagt wurden. Warum soll ich mich an den negativen Fällen orientieren, warum nicht an den zahlreichen positiven?

Der gute Weg aus der Todesangst führt zum Leben, denn es liegt auch bei dir, wie das Ganze ausgeht.

Ich werde mich über diejenigen informieren, die es geschafft haben, und ich werde erfahren, dass ihnen allen eines gemeinsam war: Sie haben Gutes in ihr Leben gelassen. Angefangen haben sie mit guten, hoffnungsvollen Gedanken. Sie fingen an, sich ihr Leben in Tagesträumen auf eine wunderschöne Art und Weise auszumalen. Sie setzten sich schöne Ziele und ersetzten ihre Angstgedanken durch ein neues, positives, voller Hoffnung blühendes Gedankengut. Sie ließen Freude in ihr Leben. Tu dies ebenso! Sorge gleichzeitig dafür, dass dir nicht nur auf seelischer Ebene Gutes zugeführt wird, sondern auch auf körperlicher, achte ab sofort auf eine gute Ernährung sowie auf eine gerade in der jetzigen Lage notwendige Nahrungsergänzung (siehe Kapitel „Heilung durch äußere Kräfte"). Ich bin der lebende Beweis dafür, dass es funktionieren kann!

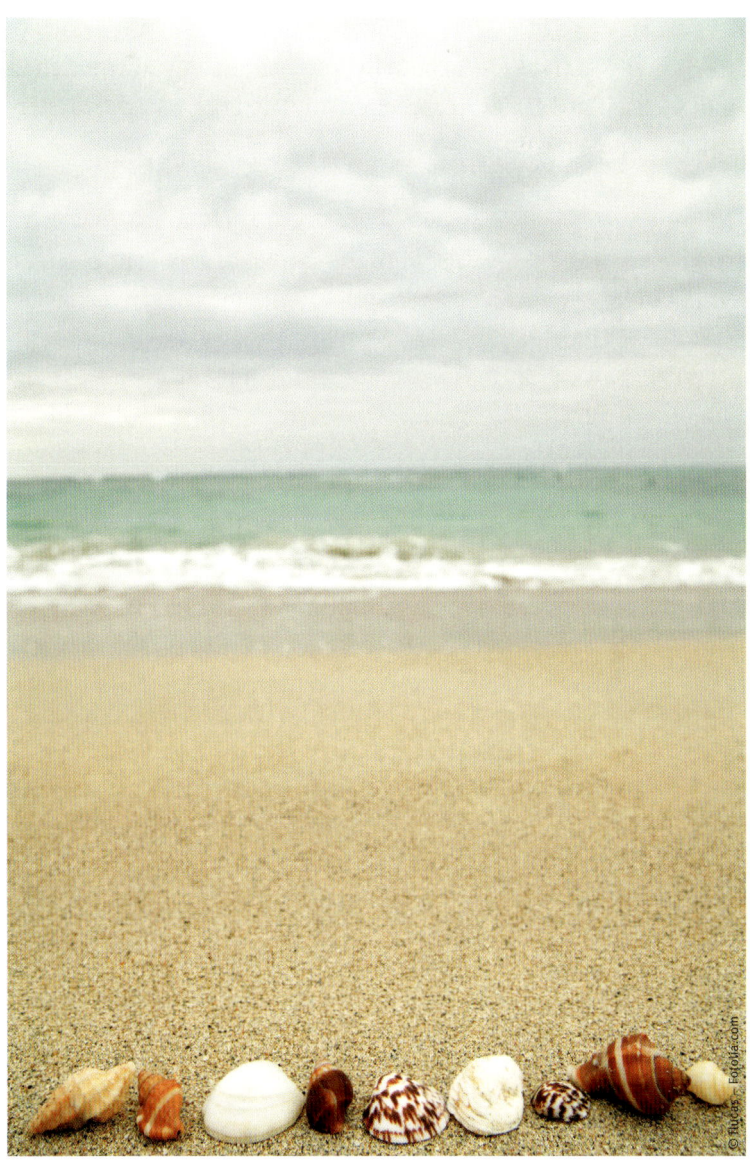

Halt dir immer vor Augen: Entscheidest du dich für den schlechten Weg, setzt du deinem möglichen Tod nichts entgegen. Entscheidest du dich für den guten Weg, hast du zumindest eine Chance, zu überleben.

Ich sagte mir immer: „Für mich ist klar, welchen Weg ich gehe. Ich nehme den guten! Schaffe ich es trotzdem nicht, so kann ich auf meinem Sterbebett immer noch sagen: Ich habe alles versucht, ich habe gekämpft. Immerhin kann ich dann ohne Selbstvorwürfe von dieser Welt gehen. Beim schlechten Weg wird selbst da wohl mein letzter Gedanke sein: Hätte ich doch bloß gekämpft, es wenigstens versucht!"

Da mich meine Nahtoderfahrung (siehe Kapitel „Die Chemotherapie") tatsächlich an die Schwelle von Leben und Tod geführt hat, und zwar zu einem Zeitpunkt, bevor ich „den Hebel" (von hauptsächlich negativem, angsterfülltem Denken und halbherzigem Glauben an meine Genesung hin zu guten, hoffnungsvollen, kämpferischen Gedanken) in meinem Kopf umgelegt habe, spreche ich hier von keiner theoretischen Möglichkeit, sondern wirklich von dem, was ich erfahren habe.

Einer der ersten Schritte ist: Entscheide dich, welchen Weg du gehen möchtest!

Dies ist also einer der ersten Schritte: Mach dir diese Weggabelung bewusst und frag dich, welchen Weg du lieber gehen möchtest! Ich gehe davon aus, dass du dich – wie ich auch – für den guten Weg entscheiden wirst.

Die nächsten Schritte

Immer dann, wenn sich nun Angst oder negative Gedanken in deinem Kopf breit machen, ermahne dich, auf der Basis deiner selbst getroffenen Entscheidung weiterzuleben, etwa wie folgt: „Stopp! Ich habe mich für den guten Weg entschieden, das heißt, ich werde jetzt mein altes Verhalten voller negativer Gedankenmuster einstellen. Ich habe mich für den guten Weg entschieden." Reflektiere dann noch einmal, was dieser gute Weg beinhaltet. In dem Moment, in dem du über diesen Inhalt nachdenkst, bescherst du dir schon positive Gedanken.

Reflektiere, was dieser gute Weg beinhaltet.

Denke dann darüber nach, was du als erstes Schönes tun wirst, wenn du wieder in der Lage dazu bist. Stell dir das bildlich vor und zwar nicht mit Wehmut, sondern voller Hoffnung und Freude. Das kann ein Urlaubsort sein, an den du schon immer mal wolltest oder vielleicht sogar schon warst, ein Sonnenauf- oder Sonnenuntergang am Meer. Dann sag dir: „Jawohl, das mache ich!"

Einen Wunschtraum habe ich wahr gemacht: Ich habe mir tatsächlich mein Traumauto gegönnt, von dem ich schon seit Jahren geträumt hatte. Es wurde zwar kein nagelneuer, aber immerhin ein schöner, ansehnlicher Gebrauchtwagen, ganz nach meinem Geschmack. Du glaubst gar nicht, wie sehr ich das Open-Air-Feeling genieße, wenn ich das Dach bei strahlendem Sonnenschein öffne. Gönn dir die Zeit für dich selbst und lebe dein Leben jetzt! Du wirst sehen, auch für dich kommt wieder die Zeit, in der du diesen Gedanken wahr machst und zumindest einen deiner Träume lebst!

ZUSAMMENFASSUNG

Bevor du überhaupt einen klaren Gedanken fassen kannst, musst du aus dieser permanenten Angst herauskommen. Mir hat es sehr geholfen, mir meine momentane Situation als Weggabelung vorzustellen. Der falsche Weg bedeutet: Ich werde sterben, ich verharre in meinem jetzigen Verhalten, ich lasse mich von Panikgedanken bestimmen. Der richtige Weg bedeutet: Ich werde leben! Es gibt auch Andere, die den Krebs überlebt haben, die nehme ich mir zum Vorbild. Ihr Weg der Gesundwerdung begann sehr häufig mit positiven Gedanken, das mache ich jetzt auch, und ich achte auf meine Bedürfnisse. Wer mich wirklich mag, akzeptiert das.

Carpe diem – nutze den Tag!

Die Welt steht für dich jetzt ohnehin erst einmal still. Du hast zwangsläufig Zeit – Zeit zum Nachdenken. Ärgere dich nicht, sondern sieh es einfach positiv.

Nach ein paar Tagen frag dich mal, wie du deinen Traum vom Leben verwirklichen kannst. Denkst du: „Das geht nicht, weil das und das und weil der und die … nein!"? Nein? Wenn du stirbst, haben all die, auf die du jetzt Rücksicht nehmen willst, gar nichts mehr von dir. Du hast dann auch nichts mehr von dir! Fazit: Du kannst nur weiterleben, wenn du dir ab jetzt dein Leben so einrichtest,

Du kannst nur weiterleben, wenn du dir ab jetzt dein Leben so einrichtest, wie es dir guttut.

wie es dir guttut. Die Menschen, die dich lieben, werden dafür Verständnis haben, denn der Lohn für euch alle wird deine Gesundheit und dein Weiterleben sein.

ÜBUNG

Such dir einen Platz, wo du dich hinlegen kannst. Das kann zu Hause sein, oder vielleicht bist du gerade im Krankenhaus. Du solltest bequeme Kleidung tragen und einigermaßen Ruhe um dich haben. Falls du eine duftende Blume in der Nähe hast, nimm sie zu dir und leg sie neben dich. Schließ die Augen und atme ein paar Mal ruhig tief ein und aus. Nach dem nächsten Einatmen denkst du, während du langsam ausatmest: „Ich spüre mich!". Dies wiederholst du dreimal. Falls du Schwierigkeiten hast, dich zu konzentrieren, versuche es zunächst mit „Ich lasse los!" statt „Ich spüre mich!". Jetzt stell dir vor, du liegst auf einer Blumenwiese. Rieche mit geschlossenen Augen tief in die Blume neben dir hinein. Wie herrlich ist dieser Duft! Stell dir nun vor, was du gern tun würdest, wenn es möglich wäre. Wie würde dann dein Leben aussehen? Lass deiner Fantasie freien Lauf, und mal sie dir in den schönsten Farben aus. Träumen ist absolut erlaubt! Atme dabei weiterhin ruhig ein und aus. Lass dir Zeit, so viel du möchtest und so lange es dir guttut. Sobald du wieder in die Realität zurückgekehrt bist, öffne die Augen, atme tief ein und aus. Bleib noch ein bisschen liegen. Führe dieses Ritual mindestens zweimal am Tag durch, gern auch öfter.

Apropos „sich selbst lieben": Tust du das? Oder gehen andere immer erst einmal vor, bevor du dir etwas gönnst? Am Ende gar noch schlimmer: Gönnst du dir überhaupt etwas? In der Bibel heißt es „Liebe deinen Nächsten wie dich selbst!", allerdings heißt das nicht, dass du deinen Nächsten mehr lieben sollst als dich, sondern du sollst ihn mindestens genauso lieben wie du dich. Das setzt aber erst einmal voraus, dass du dich liebst. Manchmal liebt man etwas, was einem nicht guttut – und das sollte man aus seinem Leben verbannen. Also lass es ab heute in erster Linie dir gut gehen – nur dann, wenn du noch die Kraft, Zeit, Geld und Lust hast, kommen die anderen an die Reihe! Trenne dich von den Dingen beziehungsweise Menschen, die dir nicht guttun, die dich nicht glücklich machen!

Mir sind bei dieser Betrachtungsweise ganze Schatzkisten an Groschen gefallen, was den Umgang mit mir selbst angeht. So hatte ich dies bisher noch nie gesehen.

Man muss die Kraft aufbringen, sein eigenes Leben zu leben, und erkennen, dass man sein Schicksal selbst in die Hände nehmen muss. unbekannter Verfasser

Probleme lösen – aber wie?

Ich habe von vielen Krebskranken erfahren, dass sie vor der Diagnose Probleme mit dem Partner, der Familie oder der Arbeit hatten. Sie wollten es immer allen recht machen, haben Konflikte gescheut, ihre Bedürfnisse zurückgestellt. Mittlerweile weiß man, dass es einen Zusammenhang zwischen Krankheit und vorhergehenden Sorgen und Problemen gibt.

Ungelöste Probleme, innere Anspannung und Konflikte machen krank, Selbstliebe, seelische Ausgeglichenheit und Lebensfreude tragen zur Gesundheit bei.

Umso wichtiger ist es, gerade in der Krankheitsphase die eigenen Wünsche zu erkennen. Versuch, dich nicht fremdsteuern zu lassen und deine Bedürfnisse durchzusetzen, auch wenn es zu Konflikten und Streitigkeiten – sowohl mit der Familie, dem Partner als auch mit Arbeitgebern oder Ärzten – kommt. Es gibt drei konstruktive Möglichkeiten, wie du deine Konflikte lösen kannst:

Du suchst das Gespräch mit demjenigen, mit dem du in einem Konflikt bist, und es gelingt, sich miteinander zu versöhnen. Ich weiß, dazu gehören immer mindestens zwei. Manchmal bedarf es jedoch nur eines kleinen Schrittes, um dies zu ermöglichen. Es kann natürlich sein, dass der andere nicht an einer Lösung interessiert ist und stur bleibt. Damit musst du rechnen. Vielleicht scheust auch du die Aussprache – oder es kommt zu keiner Lösung, weil ihr beide auf eurem Standpunkt beharrt und kein Kompromiss möglich ist. Dann wähle die zweite Möglichkeit, um den Konflikt zu lösen: Sortiere aus, das heißt, trenne dich von diesen Menschen. Das solltest du jedoch genau abwägen. Entscheide dich für den Weg, bei dem es dir hinterher besser geht.

Wenn du die Umstände nicht ändern kannst, so ändere deine Perspektive, das heißt, lass die Dinge, die dich aufregen, nicht mehr an dich ran! Auch das ist eine Möglichkeit, um Konflikte zu lösen. Hier ist keineswegs die Vogel-Strauß-Politik gemeint. Du wirst dich in deinem weiteren Leben immer wieder mit Problemen auseinandersetzen müssen. Denke aber bei jeder Konfrontation daran, in deiner Mitte, also ruhig zu bleiben. Wenn dich jemand verbal angreift, denke dir einfach: „Der hat jetzt ein Problem mit sich.

Denke bei jeder Konfrontation daran, in deiner Mitte, also ruhig zu bleiben.

Daran bin ich nicht schuld. Bleib ganz ruhig! Ich spüre mich! Ich hab mich lieb!" Das mag jetzt vielleicht abgedreht klingen, aber es geht um dich, darum, dass du wieder gesund wirst – und es wirkt, glaub mir. Ich werde im folgenden Kapitel noch näher darauf eingehen.

Du brauchst keine Bedenken zu haben, dass dich Nein zu sagen mehr Kraft kosten könnte als das bisherige mehr oder weniger stillschweigende Ja. Es kostet dich das erste Mal eine gewisse Überwindung. Mit der Zeit akzeptiert deine Umgebung das jedoch, und der Mut lohnt sich wirklich. Die Menschen, die dich deswegen meiden oder nicht mehr mögen sollten, die sind es ohnehin nicht wert, dass du dir ernsthaft Gedanken um sie machst. Als ich mich mit zitternden Knien das erste Mal traute, Nein zu sagen, obwohl ich anders erzogen wurde, erwartete ich von meinem Gegenüber ein gehöriges Donnerwetter. Ich brachte mein Nein höflich, aber bestimmt zum Ausdruck. Zu meinem Erstaunen wurde es akzeptiert, nach einer anderen Lösung gesucht und diese auch gefunden. Sogar in der Firma funktioniert es. Außerdem wird dadurch dein Selbstbewusstsein ein gutes Stück gestärkt.

Denk immer daran: Es geht um dich, dein Leben, deine Lebensqualität!

Jetzt, wo es dir nicht gut geht, kann dir auch kein anderer Mensch wirklich helfen. Da musst du ganz allein durch, auch wenn viele liebevoll und gut gemeinte Ratschläge von anderen Menschen (auch Ärzten) kommen. Es ist an dir ganz allein, dich am eigenen Schopf da wieder herauszuholen! Wenn du das geschafft hast, kannst du unendlich stolz auf dich sein. Danach kann

Niemand außer dir selbst denkt in deinem Kopf!

dir keiner mehr etwas vormachen. Du warst schließlich ganz unten und hast es mit deinem Bewusstsein geschafft. Das waren und sind immer meine Gedanken, und die motivieren mich bis heute!

Sich selbst lieben

Ich möchte dich nochmals fragen: Liebst du dich selbst? Nun reicht es mir nicht, dass du die Frage einfach mit Ja beantwortest. Lies einmal den folgenden Text von Louise L. Hay. Wenn du diesen Aussagen zustimmen kannst, kannst du wahrlich behaupten, dich zu lieben. Als ich ihn zum ersten Mal las, merkte ich, dass das meiste leider überhaupt nicht auf mich zutraf, und ich erkannte, was sie meinte. Höchstwahrscheinlich wird es dir genauso ergehen wie mir.

Behandlung durch Liebe

Tief in der Mitte meines Wesens sprudelt ein unendlicher Quell der Liebe. Ich erlaube nun, dass diese Liebe zur Oberfläche emporwallt. Sie erfüllt mein Herz, meinen Körper und mein Denken, mein Bewusstsein und mein innerstes Sein, und sie strahlt von mir aus in alle Richtungen, um mit vermehrter Kraft zurückzukehren. Je mehr Liebe ich übe und gebe, desto mehr habe ich zu geben; der Nachschub ist grenzenlos. Wenn ich Liebe übe, fühle ich mich wohl; das ist ein Ausdruck meiner inneren Freude. Ich liebe mich, und deshalb sorge ich liebevoll für meinen Körper. Liebevoll ernähre ich ihn mit guten Speisen und Getränken, pflege und kleide ihn liebevoll. Mein Körper dankt mir dafür mit Liebe, strahlender Gesundheit, Vitalität und Energie.

Ich liebe mich, deshalb bereite ich mir ein behagliches Zuhause, das alle meine Bedürfnisse erfüllt und wo mir der Aufenthalt ein Vergnügen ist.

Ich durchtränke alle Räume mit Schwingungen der Liebe, sodass alle, die sie betreten – auch ich selbst – diese Liebe spüren und sich von ihr gestärkt fühlen werden.

Ich liebe mich, deshalb arbeite ich an einem Platz, wo ich die Arbeit wirklich genieße, wo meine schöpferischen Begabungen und Fähigkeiten zum Einsatz kommen. Ich arbeite mit und für Menschen, die ich liebe, und die mich lieben, und ich verdiene damit ein gutes Einkommen.

Ich liebe mich, deshalb verhalte ich mich liebevoll gegenüber allen Menschen und denke liebevoll an sie, denn ich weiß, dass alles, was ich gebe, vermehrt zu mir zurückkehren wird. Ich ziehe in meine Welt nur liebevolle Menschen an, denn sie sind ein Spiegel dessen, was ich bin.

Ich liebe mich, deshalb vergebe ich und löse mich völlig von der Vergangenheit und allen Erlebnissen in der Vergangenheit, und ich bin frei.

Ich liebe mich, deshalb lebe ich täglich im Jetzt und erlebe jeden Augenblick als gut. Ich weiß, dass meine Zukunft licht, freudvoll und sicher ist, denn ich bin ein geliebtes Kind des Universums, und das Universum sorgt liebevoll für mich, jetzt und immerdar. Und so ist es.

Ich liebe euch.

Auszug aus „Heile deinen Körper – seelisch-geistige Gründe für körperliche Krankheit" von Louise L. Hay

Fortan begann ich, diesen Text täglich mindestens zweimal zu lesen und allmählich zu verinnerlichen. Heute kann ich mit Freuden sagen, dass jeder Satz für mich wahr geworden ist.

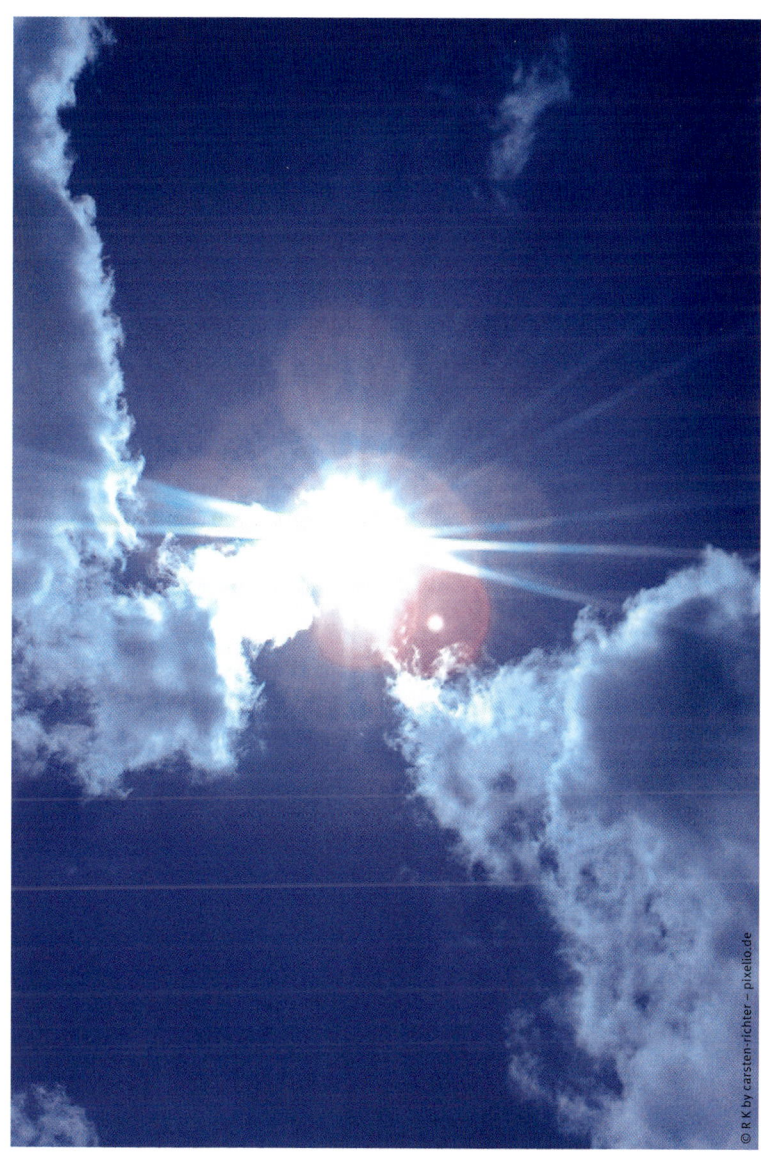

ÜBUNG

Eine weitere, wirksame Methode, das Sich-selbst-Lieben einzu-
üben, ist die Arbeit vor dem Spiegel. Dabei kommt man sich zunächst etwas komisch vor, jedoch wird diese Methode allmählich
immer vertrauter und angenehmer.

Um sicherzustellen, dass du unbeobachtet bist, schließ das Ba-
dezimmer ab und fang an. Falls du bettlägerig bist, lass dir einen
Handspiegel bringen, in dem du dein gesamtes Gesicht betrachten kannst. Finde zur Ruhe, atme dreimal tief ein und aus. Dann
blick in den Spiegel. Was siehst du? Wahrscheinlich ein von Sorgen gezeichnetes, vielleicht von Medikamenten aufgeschwemm-
tes Gesicht, traurige Augen, ungeschminkt, eventuell keine Haare
mehr auf dem Kopf oder dünne Flusen. Du empfindest dich mehr
oder weniger hässlich, kraftlos, angsterfüllt. Schau eine ganze
Weile hinein, mag sein, dass dir mit der Zeit ein paar Tränen die
Wangen hinunterfließen. Lass es zu. Bleib ganz bei dir, behalte
den Blick bei dir. Schau dir in die Augen. Registriere, wie traurig
sie sind. Nun nimm deine Hand und streichele dir mal über eine
Wange. Tröste dich selbst. Sprich oder denk folgende Worte –
ruhig und besorgt: „Wie weit ist es mit dir gekommen? (Nenne
dich hier bei deinem Namen!) Das ändert sich ab jetzt! Ich gehe
nun liebevoll mit mir um! Ich denke an mich, ich achte mich, ich
liebe mich! Ich schaffe das! Die Gewissheit, dass ich danach viel
stärker bin als vorher, gibt mir Kraft! All die Dinge, die mich in der
Vergangenheit verletzt haben beziehungsweise es jetzt tun und
mir Energie rauben, machen mir nichts mehr aus! Ich spüre mich
und fühle, ich werde ruhig, finde Vertrauen zu mir, entwickle
Kraft. Ich allein horche in mich hinein. Ich lerne, mit meiner Angst
umzugehen, das macht mutig, das macht stark. Ich spreche mir
immer wieder Mut zu, tröste mich und sage mir: Ich schaffe das!
Ich komme nun in meine Mitte, bin ganz ruhig! Ich bin wichtig,

▶

darauf richte ich mein ganzes Augenmerk. Ich konzentriere mich auf meine Genesung und fange jetzt damit an. Gesund – gesund, das will ich sein! Dies ist mein tiefster und aufrichtiger Wunsch! Ich nutze die Zeit des Alleinseins und finde zu mir, spüre, wie gut es tut, mir gute Worte zu geben, mir selbst zuzusprechen, mich zu trösten und mich zu loben, wenn ich wieder etwas gemeistert habe. Ich streichle mir immer wieder über die Wange und sage: Wie tapfer bist du doch!" Nun lächle dich an. Schenk dir ein Lächeln! Es gilt dir, nur dir allein, und es macht dich stark! Belohne dich immer wieder damit für diese Bewusstseinswerdung! Möglich, dass dir wiederum die Tränen kullern. Lass es zu. Streichle dir erneut über die Wange und lächle dir entgegen. Ich bin wichtig, darauf richte ich mein ganzes Augenmerk.

Ich habe diese Übung mehrmals täglich durchgeführt. Du wirst sehen, du baust immer mehr Vertrauen zu dir auf und entwickelst mentale Stärke. Achte darauf, dass du die Zusprüche immer positiv und in der Gegenwart formulierst. Zum Beispiel: statt „Ich bin krank" besser „Ich bin nicht gesund". In diesem Fall speichert das Unterbewusstsein das Wort „gesund". Mit dem Wörtchen „nicht" kann es nichts anfangen. Sagst du hingegen „Ich bin krank", wird es das Wort „krank" speichern, und es wird sich verankern. Ein weiteres Beispiel: Statt „Ich werde gesund" solltest du sagen „Ich bin gesund!". Formulierst du die Aussage in der Zukunft, wird sich deine Zustimmung auch immer erst in der Zukunft abspielen und nicht in der Gegenwart. Deshalb formuliere deine Aussagen immer in der Gegenwartsform, auch wenn es dir grotesk erscheint, weil es eigentlich ja noch nicht stimmt.

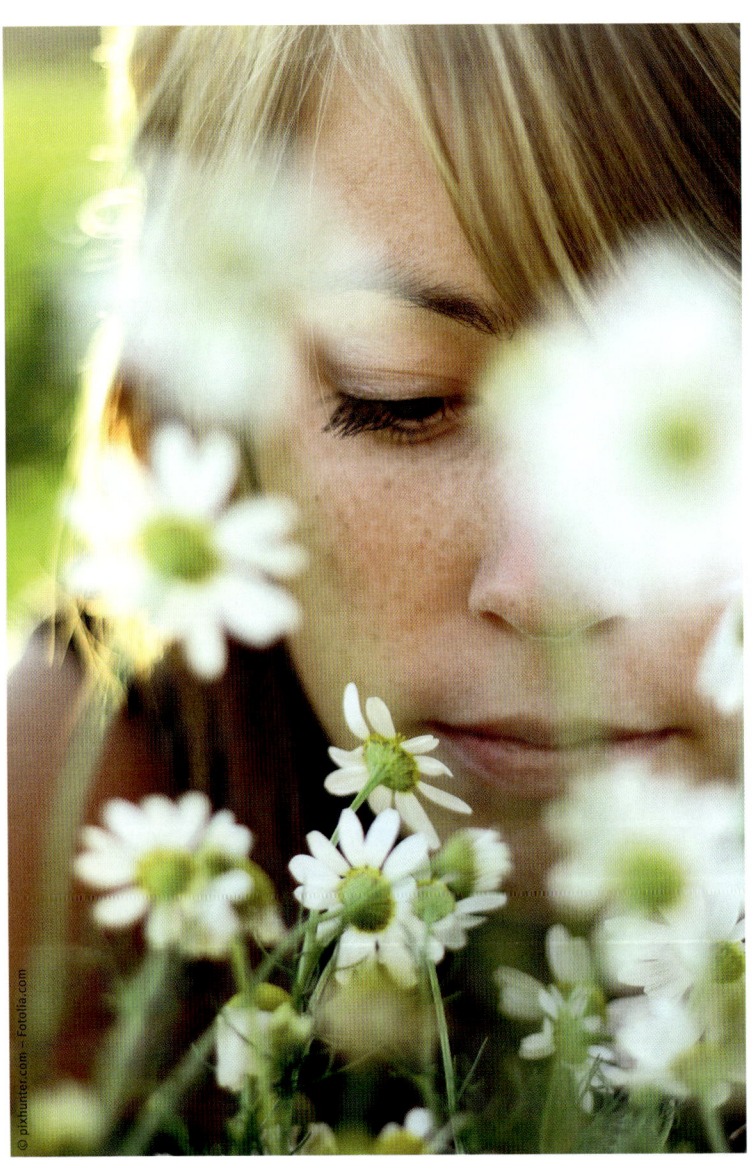

Unser Unterbewusstsein und unsere Gedanken programmieren unser Gehirn, unsere Schaltzentrale. Von hier aus werden alle Organe, der ganze Körper gesteuert. Zwar heißt es „Die Gedanken sind frei!", doch Vorsicht: Sind diese „freien" Gedanken negativer Natur, schaden sie dir. Dass diese im Gehirn chemische Reaktionen und die dazugehörigen Symptome verursachen, sich sogar neue Nervenbahnen dadurch bilden, hat man mittlerweile wissenschaftlich nachgewiesen. Unterschätze diese Kraft also niemals, sondern lerne um die Zusammenhänge und achte auf „Seelenhygiene".

ZUSAMMENFASSUNG

Die Welt steht jetzt ohnehin erst einmal still. Du hast zwangsläufig Zeit – Zeit zum Nachdenken. Nutze sie dazu herauszufinden, was dir guttut. Hierbei haben mir die Übungen zur Selbstliebe sehr geholfen.

Heute weiß man, dass es einen Zusammenhang zwischen Krankheit und vorhergehenden Sorgen und Problemen gibt. Erkenne gerade in der Krankheitsphase deine Wünsche und führe klärende Gespräche mit Menschen, die dir nicht guttun. Denke bei jeder Konfrontation daran, ruhig zu bleiben. Dein so gestärktes Selbstvertrauen wirkt sich positiv auf deine Gesundwerdung aus.

Die Aktivierung deiner Selbstheilungskräfte

Mir hat vor allem geholfen, mich auf mein Inneres zu konzentrieren. Im Folgenden möchte ich dir zwei verschiedene Möglichkeiten zur Aktivierung deiner Selbstheilungskräfte vorstellen. Man benötigt keine besonderen Vorkenntnisse. Sie werden dir helfen, ob du nun gläubig bist oder nicht. Du sollst dich nur öffnen für außergewöhnliche Wege, sollst vertrauen, sollst sie auf dich wirken lassen – alles zum Wohle deiner Seele, deines Körpers, deines Ichs. Lerne, dich zu spüren, zu empfinden, zu genießen.

Meditation

ÜBUNG

Zieh dir bequeme Kleidung an, wähle eine Meditationsmusik. Das kann alles sein, was beruhigend wirkt und dir gefällt; meine Empfehlung: mit Musik untermalte Naturklänge wie Vogelgezwitscher, Klangspiele, das Plätschern eines Baches. Leg dich auf dein Bett Sorge außerdem dafür, dass du nicht gestört wirst. Breite nun eine wärmende Decke über dich. Nun schließ die Augen. Atme langsam dreimal tief ein und aus. Beim Einatmen denkst du: „Ein", beim Ausatmen: „Aus". Dies hilft dir dabei, eventuell störende Gedanken beiseitezulegen. Lass die Musik auf dich wirken. Du merkst von selbst, wann du bereit bist, mit deinem „Traum" zu beginnen. Achte jedoch darauf, dass du nicht einschläfst. Lass dich von der Musik inspirieren und deiner Fantasie freien Lauf.

Beispiel: Während die Musik auf dich wirkt, stellst du dir vor, du liegst an einem wunderbaren Sommermorgen auf einem bequemen Bett mitten in der Natur: Um dich herum Vogelgezwitscher oder das Rauschen des Meeres. Es ertönt ein Klangspiel ähnlich verschieden hoher Triangels. Eine Lichtgestalt taucht dich in gleißendes Licht der Heilung. Atme tief ein und aus und spüre die Wirkung. Glücksgefühle werden in dir frei. Wie gut das tut. Die Musik führt dich durch Bachgeplätscher an einen See. Nun liegst du in einem bequemen Boot, lässt dich treiben, ganz darauf vertrauend, dass alles gut ist. Ein akustisches Windspiel lässt funkelnd goldene Sterne auf dich niederrieseln. Sie bringen dir Heilung. Alles ist gut.Harfengleiche Klänge führen dich über eine hell erleuchtete, lange Treppe, die du andächtig (für Frauen: in einem weißen Kleid; für Männer: in feierlicher Kleidung) hinunterschreitest, zu einem sich öffnenden weißen, zweiflügeligen Tor, das dir direkt den Weg zu den ganz in Weiß gekleideten „Herren des Karma" weist. Nun stehst du in einigen Metern Entfernung vor einem langen quer zu dir aufgestellten Tisch, hinter dem die freundlichen Wesen sitzen. Du bittest, sie mögen dir den richtigen Weg zeigen und dich wieder ganz gesund werden lassen. Nachdem du dich dankend verbeugt hast, schreitest du eine gegenüberliegende Treppe langsamen Schrittes wieder hinauf, tief vertrauend, dass Gott die schützende Hand über dich hält. Oben angekommen genießt du das in dir ruhende Glücksgefühl, atmest dreimal langsam tief ein und aus und öffnest die Augen. Bleib noch ein bisschen liegen. Und – geht es dir gut?

Visualisierung

Diese Übung kannst du quasi überall durchführen. Entweder daheim auf deinem Bett oder auf einem Stuhl. Aber auch, während du im Wartezimmer beim Arzt oder in einem klassischen Konzert sitzt.

ÜBUNG

Schließ die Augen. Schön ist, wenn du Musik, die dich entspannt, dazu hören kannst. Nun horch in dein Inneres. Geh gedanklich an die Stelle, wo der Tumor oder deine Beschwerden sitzen. Stell dir dein Organ vor, versuch es zu spüren. Denk dabei aber nicht im

Zorn oder voller Angst, sondern liebevoll, in etwa so: „Liebes Organ (nenne es), ich möchte, dass du wieder gesund wirst, dugehörst zu mir, und ich werde dir dabei helfen. Von meinen Gedanken hängt es ab, dass du wieder funktionierst. Also werde ich dir gute Gedanken geben, Gedanken des Vertrauens, der Geduld, der Zuversicht, der Disziplin, eines eisernen Willens. Ich verspreche dir, dass ich ab heute mehr auf mich achte. Ich werde dir, meine Seele, Gutes tun, indem ich meine Bedürfnisse erkenne und sie erfülle. Ich werde dir, mein Körper, Gutes tun, indem ich dir gesunde Speisen und Getränke zuführe, dir die Ruhe, aber auch die Bewegung gebe, nach der du verlangst." Du hast immer noch dein Organ/den Tumor vor Augen. Beobachte nun, wie der Tumor immer kleiner wird und schließlich ganz verschwindet – stell es dir vor. Anschließend siehst du dein gesundes Organ vor dir. Suggerier dir: Ich bin gesund! (Nicht: ich werde gesund). Ich bin gesund!

Bitte lass dich durch diese Übung nicht zu dem Trugschluss verleiten, du müsstest jetzt alles verdrängen und ansonsten gar nichts mehr tun. Am liebsten würdest du dein Leben sicherlich genauso weiterführen wie bisher – so ging es mir anfangs auch. Der Schlüssel zum Gesundwerden ist jedoch, dass du gerade dein Leben ändern musst, um gesund zu werden. Ändere es, zum Guten, zu deinem Besten.

Bleib besonnen und in dem Bewusstsein, dass du tatsächlich für dich verantwortlich bist. Das bedeutet nach wie vor ein bisschen Arbeit an dir. Das funktioniert nicht von heute auf morgen. Dennoch: Regelmäßige Übung wird dich voranbringen.

ZUSAMMENFASSUNG

Mir hat vor allem geholfen, mich auf mein Inneres zu konzentrieren. Mit Hilfe von Meditation und Visualisierung habe ich meine Selbstheilungskräfte aktiviert. Die Übungen habe ich mehrmals täglich durchgeführt.

Selbstheilung – die geheime Macht in uns

Während meiner Arbeit an mir stieß ich immer wieder auf Berichte von Menschen, die den Krebs besiegt hatten und mich in meiner Haltung bestärkten. Darüber hinaus existieren Studien, die belegen, dass wir kraft unserer Gedanken selbst schwere Erkrankungen überwinden können. Man weiß heute, dass der Körper die Fähigkeit zum geordneten Zelltod der Tumorzellen (Apoptose) selbst aktiviert. Durch fiebrige Infekte wie Erkältungen und durch die Immunreaktion, die dabei entsteht, kann es zu Heilungen kommen.

> Der Körper hat die Fähigkeit zum geordneten Zelltod der Tumorzellen.

Sorgen, Stress, Glück haben eine enorme Auswirkung auf die Abwehrzellen unseres Immunsystems, können es stärken oder schwächen. Wie man heute weiß, schwächt andauernder Stress die Selbstheilungskräfte. Nach einer einzigen kurzen, aber heftigen Aufregung geht die Anzahl der Immunzellen im Blut um bis zu 70 Prozent zurück. Wir sollten also zusehen, dass wir Negatives vermeiden und uns nicht übermäßig in Aufregungen hineinsteigern. Unannehmlich-

> Sorgen, Stress, Glück wirken auf die Abwehrzellen unseres Immunsystems ein.

keiten lassen sich im Leben sicherlich nicht ganz vermeiden, aber man kann lernen, diese nicht zu sehr an sich herankommen zu lassen. Gib den negativen Erlebnissen nicht zu viel Raum, indem du dich nach kurzer Zeit wieder positiven Gedanken zuwendest. Es gibt nichts auf der Welt, das es wert ist, sich so hineinzusteigern, dass man krank wird. Achte auf dich, und lass es nicht soweit kommen.

Ein weiteres Beispiel für die wahrhaftige Funktion der Selbstheilungskräfte ist Klemens Kuby, der es – querschnittsgelähmt durch einen Sturz vom Dach – allein durch seinen Willen und seine Gedankenkraft schaffte, wieder gehen zu können. Seine durchtrennten Nervenbahnen sind dadurch tatsächlich wieder zusammengewachsen. Ich selbst habe in meiner damaligen verzweifelten Situation sein Buch gelesen und unter anderem daraus erfolgreich Hoffnung sowie Motivation geschöpft.

Bei Kranken, die darauf vertrauen, wieder gesund zu werden, werden mehr Immunzellen gebildet.

Die Kraft der Gedanken

Was auch immer im Gehirn vor sich geht, das Immunsystem registriert es über Botenstoffe. Deprimierte Menschen setzen entsprechende Transmitter frei, die wiederum die jeweiligen Zellen „deprimieren", und dies hat direkt auf den Gesundheitszustand Auswirkungen. Untersuchungen beweisen es: Angst beispielsweise verursacht eine erhöhte Ausschüttung eines bestimmten Stresshormons und sorgt dafür, dass die Antikörperproduktion geschwächt wird. Versuch daher, deine Angst nicht vollends Herr über dich werden zu lassen. Sprich dir lieber selbst

Mut zu, und geh davon aus, dass du es schaffen wirst. Du sollst keineswegs Dinge, die dich belasten, verdrängen. Diese sollst du ja ändern. Doch schöpf immer wieder Kraft daraus, wie schön es sein könnte, wie schön es sein wird. Du – du allein wirst den ersten Schritt dazu tun, denn er wird dich weiterleben lassen. Du wirst diese Gedanken denken – Tag für Tag. Jetzt hast du schließlich Zeit, gezwungenermaßen. Ich habe mir das immer wieder vor Augen gehalten: Carpe diem – nutze den Tag. Selbst diese vermeintlich verlorene Zeit habe ich genutzt, indem ich mich auf meinen Genesungswunsch konzentriert habe, um meine Selbstheilungskräfte zu aktivieren. Bis heute. Lass deine negativen Gedanken los. Lass sie ziehen, wie die Wolken am Himmel. Am besten, du stellst dir das genau so vor oder wie ich es oft tat: Ich beobachtete sie von meinem Bett aus und ließ mit den Wolken die angstvollen Gedanken ziehen …

> **Lass die Angst nicht Herr über dich werden und geh davon aus, dass du es schaffen wirst.**

Stresshormone blockieren also nachweislich die Abwehrkräfte. Entspannung dagegen stärkt das Immunsystem. Psychoneuroimmunologen erforschten, wie eine Heilung des Körpers durch den Geist bewerkstelligt wird. Sie entdeckten Abwehrzellen, die Netze aus Fasern aufbauen, um Erreger zu fangen. Genau diese werden immer dann gebildet, wenn wir „gute" geistige Arbeit leisten. Die Fähigkeit zur Selbstheilung, die auch in dir steckt, funktioniert also tatsächlich. Die Psychoneuroimmunologie gewann inzwischen beachtliche neue Erkenntnisse über das Zusammenwirken von Gehirn und Immunsystem: Psychische und soziale Faktoren haben einen großen Einfluss auf unseren Körper. Er vergisst nichts und registriert jedes Ereignis wie einen Tropfen, der nach und nach in ein Glas fällt, so lange, bis im wahrsten Sinne des Wortes das Maß voll ist und überläuft.

Bei allen untersuchten Patienten, die anhand von Selbstheilung genesen waren, stellte sich heraus, dass sie den Willen hatten, Verantwortung für die eigene Genesung zu übernehmen. Sie vertrauten ihre mögliche Heilung nicht „blind" den Ärzten an und resignierten nicht – selbst wenn sie eine schlechte Prognose hatten. Auch ich gehöre zu diesen Menschen, die sich mit Erfolg so verhielten. Für den Erfolg wesentlich ist, dass du dir immer wieder bewusst machst, was du selbst dazu beitragen kannst, um wieder gesund zu werden. Ganz wichtig: Mach es dir nicht nur bewusst, sondern setze es um – Schritt für Schritt!

Patienten, die durch Selbstheilung gesund werden wollen, übernehmen auch Verantwortung für die eigene Genesung.

Genau durch diese Einstellung entstehen neue neuronale Verknüpfungen, die wiederum Prozesse anregen, die die Genesung voranbringen können. Das Gehirn ist offensichtlich fähig, Gedanken in hochwirksame chemische Substanzen umzusetzen, die im Körper richtige Energie erzeugen. Die negative Energie muss durch eine positive ersetzt werden. Dann wandelt sich Krankheit in Gesundheit um.

Ich habe mir die Umwandlung von Energie gerne in Form von Frequenzen vorgestellt, ein anschauliches Beispiel dafür ist der Radioempfang. Der Sender der Ultrakurzwelle hat eine höhere Frequenz als die des Mittelwellensenders. Jeder hat diesen Unterschied der Empfangsqualität bestimmt schon einmal erfahren. So hat man auf UKW aufgrund der höheren Frequenz eine gute

Empfangsqualität. Auf der Mittelwelle aufgrund der niedrigeren Frequenz eine schlechtere. Liebe beispielsweise ist die höchste Frequenz, die es gibt, Angst die niedrigste. Da bisher mehr niedrige Frequenzen (schlechte Erlebnisse) dein Leben bestimmen haben und du eventuell keinen Ausgleich an hohen Frequenzen (schöne Erlebnisse) geschaffen hast, sackte dein Körper auf eine Dauerniedrigfrequenz ab, die sich nun in Form von Krankheit äußert. Momentan bist du also auf Niedrigfrequenz. Lass wieder schöne Gedanken, Momente und Ereignisse in dein Leben, und deine Frequenz wird sich erhöhen. Sie wird die negative allmählich ausgleichen, du wirst dies sogar steigern und positive Frequenz, positive Energie ausstrahlen. Du kannst damit beginnen, indem du dir einen gleißend hellen Lichtstrahl vorstellst. Falls du gläubig bist, stelle dir vor, wie Gott dir diesen Strahl sendet.

Durch schöne Gedanken, Momente und Ereignisse wird sich deine Frequenz erhöhen.

Ich wiederhole es nochmals: Es wurden immer wieder Lebensläufe scheinbar hoffnungslos an Krebs Erkrankter untersucht, die eine unerwartete Heilung erfuhren. Fazit: Sie begannen, sich selbst und ihr Leben deutlich zu ändern. Sie achteten auf ihre Ernährung, auf das, was sie selbst wollten, brachten Freude in ihr Leben und überdachten ihre Ziele. Statistiken sind Erfahrungswerte. Jeder Mensch ist jedoch ein Individuum. Ich jedenfalls habe mich heftig gegen mein prognostiziertes Todesurteil gewehrt. Psychologen, die meinten, mich auf den Tod vorbereiten zu müssen und die mir immer wieder sagten, ich solle akzeptieren, dass es keine Chance gibt, bissen sich bei mir die Zähne aus. Mir tat diese Art von

Man muss immer daran glauben, die „Ausnahme von der Regel" zu sein.

psychologischer Betreuung nicht gut. Ich spürte diesen Widerstand in mir. Ich wollte meine Kampfesenergie lieber in positive Bahnen lenken.

Das Aufräumen im Leben

Sicherlich empfindest du deine jetzige Lage alles andere als glücklich. Betrachte dein Leben aber einmal so: Da ist ein Mann, der weint, weil er keine Schuhe hat. Bis er jemandem begegnet, der keine Füße mehr hat. Erinnere dich daran, wenn es dir schlecht geht und sei dir gleichzeitig bewusst, dass du Glück umso tiefer spüren wirst, wenn es dir wieder gut geht, du wieder gesund bist.

Nur, wer ganz unten ist, wird das Oben zu schätzen wissen.

Wer alles geschenkt bekommt, wem es leicht gemacht wird, wer nie um etwas kämpfen musste, auf das er stolz sein kann, der wird unzufrieden. Nun könntest du wahrscheinlich entgegenhalten: „Das alles hab ich auch vor dieser Krankheit gewusst, und eigentlich musste ich schon immer kämpfen. Warum dann auch noch das hier?" Krankheit zwingt uns zum Innehalten, zum Nachdenken darüber, was in unserem Leben in eine falsche Richtung läuft. Du hast vielleicht gegen deine Natur gelebt. Irgendetwas hat dich beschäftigt oder tut es immer noch, hat vielleicht mit dazu beigetragen, dass du krank wurdest. Das, was dir Sorgen bereitet, erkennst du daran, dass es dir die ganze Zeit über durch den Kopf geht, dass es dich nicht loslässt. Da setze an und fass es in Worte, schreib es eventuell auf. Wichtig ist, dass du es nicht vor dir selbst ver-

Krankheit soll uns zum Innehalten zwingen, zum Nachdenken.

drängst, sondern dass du erkennst: Das und das ist es, was mich beschäftigt – und dann geh es an.

Wenn du es nicht allein schaffst, such dir einen guten Psychologen, der dir dabei hilft. Du wirst sehen, wie sich alles zum Guten hin auflöst, du dich befreit fühlst, du gesund wirst. Du wirst heil, in dir selbst. Dein geheilter Gemütszustand wird sich auf deinen Körper projizieren. Im Kopf musst du anfangen. Versuch nicht, das Pferd von hinten aufzuzäumen! Die Arbeit zur Genesung beginnt mit dem Aufräumen in deinem Leben, zunächst gedanklich, in Pläne gefasst, dann mutig umgesetzt. Das ist der Schlüssel! Ein vermülltes (Sorgen-)Zimmer (dein Körper), das Schimmel (Tumor) angesetzt hat, wirst du erst wieder zum Strahlen und Wohlfühlen (Gesundsein) bringen, wenn du in der richtigen Reihenfolge beginnst. Du wirst in kein unaufgeräumtes Zimmer zusätzliche, neue Möbel (gute Vorsätze) stellen. Das Zimmer bleibt unordentlich, der Schimmel wuchert. So kommst du nicht weiter. Wirf zuerst den Müll (Sorgen, Trennung von Dingen/Menschen, die dir schaden) hinaus. Mit dem Müll fliegt auch der Schimmel (Tumor) heraus. Dann reinige (eventuell durch Vergeben, Verzeihen) das Zimmer. Desinfiziere es (finde eine Lösung für deine Probleme, um diesen künftig gut gewappnet zu begegnen – und es gibt sie definitiv, diese Lösung!). Dann kannst du neue, schöne Möbel (gute Gedanken, Dinge, die deiner Natur entsprechen, und die du schon immer einmal tun wolltest, Freude in dein Leben bringen) in das Zimmer stellen, dich daran erfreuen (Glück empfinden). Achte auf dieses schöne (gesunde) Zimmer (dein Körper). Pflege es (Seelenhygiene), dann bleibt es schön (gesund).

> **Die Arbeit zur Genesung beginnt mit dem Aufräumen in deinem Leben.**

Das eigene Verhalten ändern

Meine Ärzte bezeichnen mich immer wieder als medizinisches Wunder. Aber so sehe ich mich nicht. Ich habe einfach nur meinen Weg gefunden. Oft denke ich, der Krebs war dafür notwendig – auch, um das Wesentliche im Leben zu erkennen und vor allen Dingen auch zu leben. Die Auseinandersetzung mit der Krankheit hat mir viele neue, positive Perspektiven für mein Leben gegeben. Es gab auf diesem steinigen Weg solche Tiefen, bei denen mir das Einzige, womit ich noch arbeiten konnte, mein Denken war – und wenn man diese Möglichkeit hat, kann man die Dinge wieder zusammenbekommen,

> Es gab auf meinem steinigen Weg Tiefen, bei denen mir das Einzige, womit ich noch arbeiten konnte, mein Denken war.

etwas erreichen. Davon war ich fest überzeugt. Nach Meinung der Ärzte hätte ich nicht mehr lange zu leben gehabt. Doch ich blieb bei meiner Vision und dem inständigen Wunsch an Gott, gestärkt weiterleben zu dürfen. Meine innere Stimme sagte beharrlich zu mir: Kämpfe, hab gute Gedanken, du schaffst das! Ich hörte darauf – und irgendwann ging es aufwärts. Die Ärzte fanden dafür keine Erklärung – ich wiederum konnte es mir nicht leisten, mir Negatives in den Sinn kommen zu lassen, was mich von meinem Ziel oder meiner Vision ablenken würde.

Jedes Mal, wenn ich aus den Sprechzimmern der Ärzte heraustrat und wieder eine pessimistische, wenn nicht gar hoffnungslose Prognose erhielt, hielt ich inne und sprach mir selbst Mut zu. Nur nicht aufgeben – bis zuletzt gab ich nicht auf. Ich hatte Gedanken wie: „Glaub an dich, hilf dir selbst, dann hilft dir Gott." Also fragte ich

> Meine wichtigste Botschaft besteht aus fünf einfachen Wörtern: „Man wird, was man denkt."

mich: „Was ist damit gemeint, und wie könnte ich das für mich nutzen?" „Klar", dachte ich, „ich selbst muss anfangen, ich darf nicht auf irgendein Wunder warten. Wenn ich damit anfange, dann geschieht das Wunder!" Das war meine Philosophie – und tatsächlich: Sie funktioniert bis heute. Ich begann, gute und hoffnungsvolle Gedanken in mein Bewusstsein einziehen zu lassen.

ZUSAMMENFASSUNG

Während meiner Arbeit an mir stieß ich immer wieder auf Menschen, die den Krebs besiegt hatten und die mich in meiner Haltung bestärkten. Heute weiß ich, dass der Körper die Fähigkeit zum sogenannten geordneten Zelltod der Tumorzellen selbst aktiviert und dass Stress und Sorgen enorme Auswirkungen auf die Abwehrzellen unseres Immunsystems haben. Versuche daher, deine Angst nicht vollends Herr über dich werden zu lassen und positive Gedanken zu stärken. Übernehme Verantwortung für deine eigene Genesung, lass Freude in dein Leben, spreche dir Mut zu.

Musik & Co. gegen die Krankheit?

Gedichte

Vielleicht denkst du nun: Was soll ich in den dunkelsten Stunden meines Lebens mit Poesie anfangen? Mich haben Gedichte allerdings inspiriert, in Bezug auf mein Leben, meine Zukunft und auf die notwendigen Veränderungen. Sie gaben mir Motivation, Zuversicht, Hoffnung und Stärke. Ich nahm sie als Zustimmung für den täglichen Gebrauch auf.

Musik

Musik ist ein wunderbarer Schlüssel zur Empfindungswelt des Menschen. Dabei meine ich sowohl die leisen, entspannenden Klänge als auch die lauten, temperamentvollen. Über Kopfhörer eines tragbaren CD- oder MP3-Player kannst du Musik hören, ohne dass andere sich gestört fühlen. Die leisen Töne helfen dir, zur Ruhe zu kommen, zu träumen, dich gestreichelt zu fühlen, getröstet zu werden, als Meditationsgrundlage und in Zeiten, in denen du schwach bist und dich ebenso fühlst. Instrumente wie Gitarren, Harfen, Streichinstrumente geben dir ein angenehmes, wärmendes und beruhigendes Gefühl. Es gibt wunderbare Arrangements, die zudem mit Naturgeräuschen, wie dem Plätschern eines Baches, Vogelgezwitscher oder Meeresrauschen, angereichert sind. Genieß dieses einmalige Erlebnis, komme zur Ruhe und spür, wie wunderbar positiv diese Art von Musik auf dich wirkt.

Die leisen Töne helfen dir, zur Ruhe zu kommen, dich gestreichelt und getröstet zu fühlen.

Klassische Musik eignet sich ebenso. Auch wenn du bisher keinen Zugang zu klassischer Musik hattest, probier es aus. Gerade in den Stunden, in denen es dir an Kraft fehlt, streicheln die Werke beispielsweise von Mozart deine Seele, schenken dir Ruhe, Zuversicht, nehmen dir die Angst, trösten dich, begleiten dich zu von dir suggerierten, schönen Tagträumen, Vorstellungen des Lebens, wie du es dir wünschst. Selbst wenn du schwach im Bett liegst, werden dir die ruhigen Klänge helfen, deine Ängste zu überwinden. Anfangs eventuell zu Tränen rührend, verleihen sie dir letztlich Stärke.

An einem Tag wirst du das Ruhige suchen, an einem anderen etwas Temperamentvolles. In melancholischen Momenten hörte ich Lieder von Xavier Naidoo. Es hielt mir vor Augen, dass der Weg, den ich gerade beschreite, wahrlich kein leichter ist („Dieser Weg wird kein leichter sein, dieser Weg ist steinig und schwer …"). Doch hör solch ein Stück nicht, um dich noch weiter herunterzubringen, sondern mach dir bewusst, dass am Ende dieses „steinigen" Weges tatsächlich ein helles Licht steht, eines, das dich klüger hat werden lassen, eines, das dich bewusster leben lässt, eines, das dich Glück spüren lässt.

ÜBUNG

Leg ein heiteres Lied auf und setz deine Mütze auf, denn ohne Haare auf dem Kopf zieht es doch immer irgendwoher (selbst in geschlossenen Räumen empfand ich das so!). Also, Mütze auf, und los geht es: Sing laut mit, schwebe, lass Lebensfreude in dein Herz, atme sie ein, breite die Arme aus und tanz um deine eigene Achse, wirbele durch das Zimmer. Achte jedoch vorher darauf, dass genügend Platz vorhanden ist, damit du dich nicht stößt. Gestalte deinen Tanz je nach deinem Befinden. Befindest du dich inmitten einer Pause während einer Chemotherapie, wirst du nicht so viele Kräfte besitzen, wie ein anderer, der vielleicht schon weiter genesen ist oder das Ganze noch vor sich hat. Aber lass dir gesagt sein, es funktioniert, selbst während einer Chemopause (nicht gerade ein, zwei Tage danach, jedoch etwas später, wenn du dich wieder einigermaßen dazu in der Lage fühlst). Man kann das Schöne durchaus auch dann spüren, wenn man es von der Geschwindigkeit her etwas langsamer angehen lässt. Ich selbst habe es so ausprobiert, und es bescherte mir ein bisschen Abgelenktsein, Freude, Kraft.

Manchmal hatte ich so eine Wut, die gepaart war mit Energie, weiterleben zu wollen, dass ich mir Robbie Williams „Old before I die" (Übersetzung: „Alt, bevor ich sterbe") mehrmals hintereinander angehört und dabei lauthals mitgesungen habe. Auch das dient als wirksame Zustimmung, soll heißen: Hör die Musik, nach der dir gerade ist und die dir jetzt hilft. Das kann neben der beruhigenden Musik auch animierende sein, eine, die deine Wut herauslässt oder dazu dient, Freude in dein Leben zu lassen. Sie hilft deiner Seele und deinen Gefühlen, sich auszudrücken, gewissermaßen als Ventil oder eben nur zum Zwecke des sich Wohlfühlens.

Wähle die jeweilige Musikrichtung je nach deinem persönlichen, momentanen Empfinden aus.

Comedy

„Humor mit dem Tumor" oder „Tumor ist, wenn man trotzdem lacht!" Eine etwas eigenwillige Anschauung auf den ersten Blick, die ich aber nur wärmstens empfehlen kann. Was beinahe grotesk anmutet, wird zum „Lachen ist die beste Medizin"! Sicherlich, du hast eine ernsthafte Krankheit, doch welche Moral verbietet eigentlich, dass du gerade trotz dieser Lebenskrise nicht auch lachen dürftest?

Auch wenn du todkrank bist, darfst du lachen.

Anfangs kam mir Humor angesichts der Ernsthaftigkeit meiner Lage befremdlich vor. Später stellte ich fest, dass er mir ausgesprochen guttat. Wie oft hatte ich mit mir nahe stehenden Menschen über meine Krankheit, meine Zweifel, den Umgang damit und vor allem über die Ängste gesprochen, wie oft trieben diese Gespräche mir und denjenigen trotz des tröstenden Gefühls, nicht allein zu sein, immer wieder die Tränen in die Augen, und endeten in zutiefst traurigen Szenen.

Ich schaute im Fernsehen immer häufiger Sendungen, bei denen es etwas zum Lachen gab. Aufregende Filme strich ich aus meinem Programm und schaute nur noch Komödien und Comedy-Sendungen an, vorzugsweise mit Urban Priol, Willy Astor, Hape Kerkeling, Michael Mittermeier oder Ingo Appelt.

Lass dich auf das Lachen ein, es steckt an und lässt dich zumindest für die Dauer der Sendung dein Leid vergessen, mehr noch, es wirkt nach – und es tut so gut. Das Zusammenziehen deines Zwerchfells und deiner Gesichtsmuskeln regt wiederum Botenstoffe im Gehirn an. Glückshormone werden ausgeschüttet, die ihrerseits zur Aktivierung deiner Selbstheilungskräfte beitragen. Du siehst also, es ist keineswegs verwerflich, in deiner jetzigen Situation ein herzhaftes Lachen in dein Leben zu lassen, im Gegenteil: Lachen bedeutet Freude, und die ist jetzt unabdingbar. Also lass Freude in dein Leben, egal in welcher Form!

Lachen befreit, bedeutet Freude und dient letztendlich deiner Genesung.

ZUSAMMENFASSUNG

Gedichte, Musik und sogar Galgenhumor haben mir über schwierige Momente hinweg geholfen. Ich schaute mir sogar im Fernsehen Sendungen an, bei denen es etwas zum Lachen gab. Lass dich auf das Lachen ein, es steckt an und wirkt nach – und es tut so gut. Heute weiß mann, dass dabei Glückshormone ausgeschüttet werden, die zur Aktivierung deiner Selbstheilungskräfte beitragen.

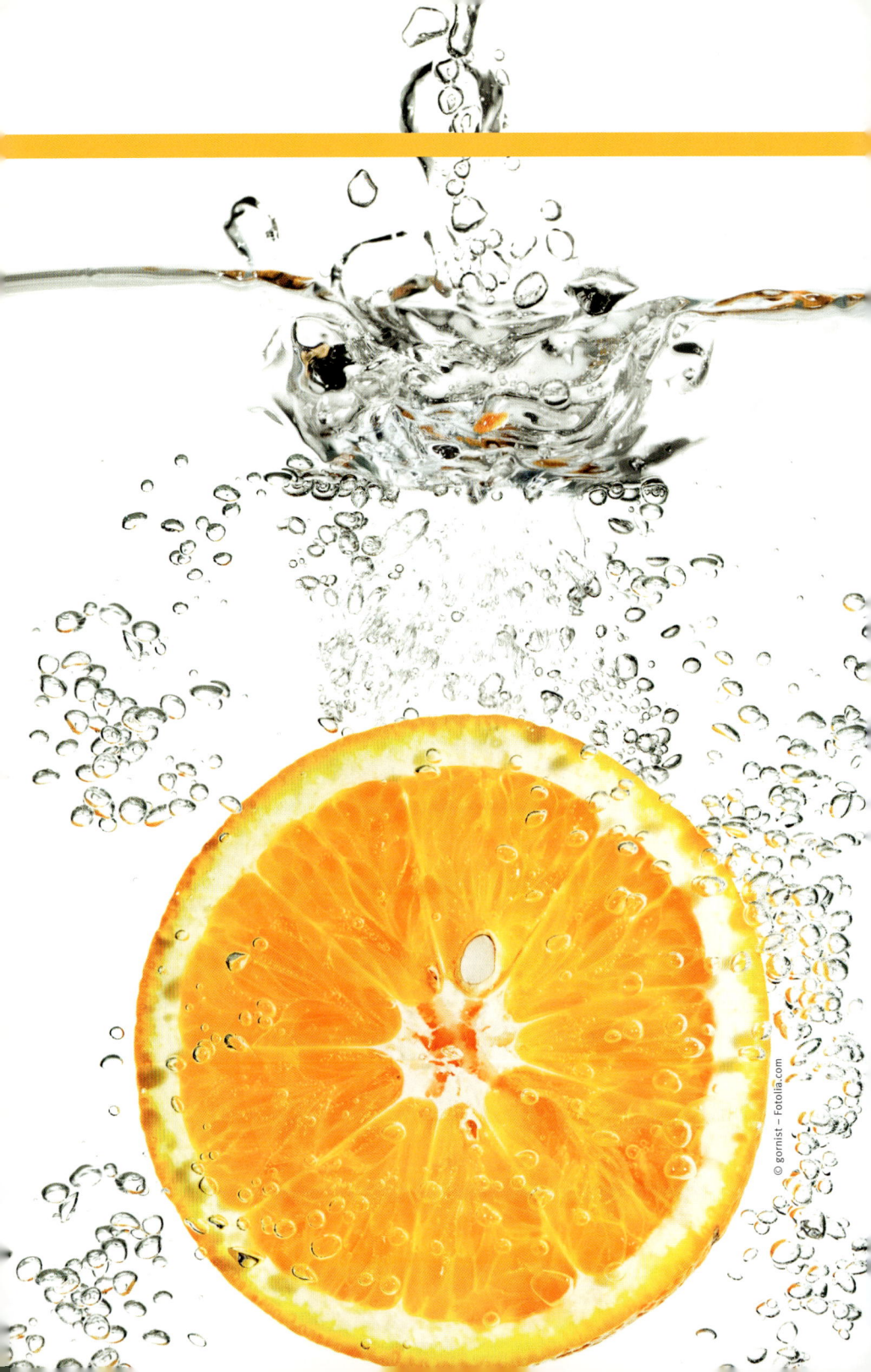

Heilung durch äußere Kräfte

Um die inneren Selbstheilungskräfte zu mobilisieren, bedarf es auch der äußeren Kräfte. Für mich war immer klar, dass eine optimale Versorgung des Körpers wesentlich zum Gesundwerden beitragen kann.

Die richtige Ernährung

Damit dein Körper lange und gut lebt, musst du ihm neben seelisch und geistig Wertvollem – wie im Kapitel „Heilung durch innere Kräfte" beschrieben – auch gute Nahrung zuführen. Man kann das ein wenig mit einem Auto vergleichen. Neben der äußerlichen Pflege (Waschen, Polieren = Seele) und dem sorgsamen Umgang (Kupplung während des Schaltvorgangs treten = geistige Pflege), solltest du auch den Motor des Autos versorgen (regelmäßiges Auffüllen mit gutem Öl = Nahrungsaufnahme).

Meine fünf Regeln bei der Nahrungsauswahl

Damit dein Körper funktionieren und die Krankheit besiegen kann, solltest du bei der Auswahl der Nahrungsmittel auf folgende Regeln achten:

Regel Nr. 1: Frische Nahrungsmittel wählen!
Achte darauf, frische Nahrungsmittel zu der in Deutschland jeweiligen üblichen Erntezeit einzukaufen, das heißt, den Spar-

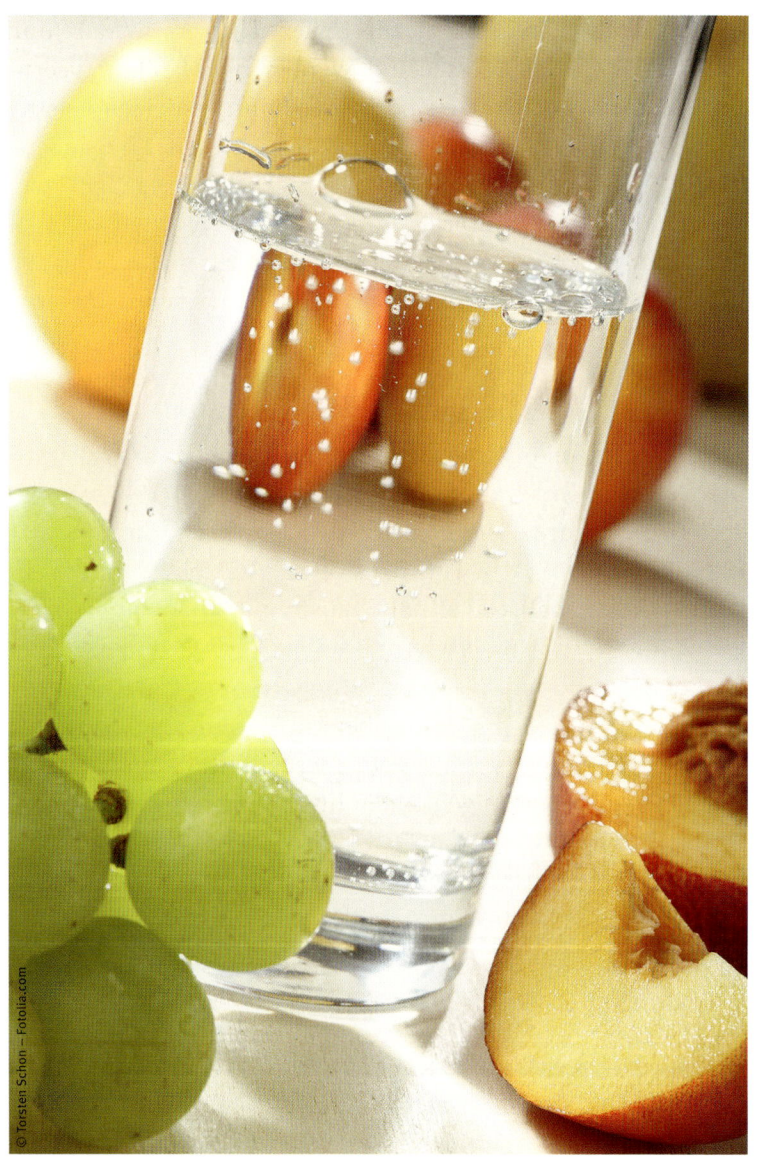

gel aus Deutschland gibt es zur Erntezeit im April/Mai/Juni. Die Erdbeeren aus Deutschland werden im Mai/Juni geerntet. Alle anderen Produkte sind meistens mit Pestiziden belastet oder haben keine oder nur wenig Sonne gesehen. Eine äußerst wertvolle Alternative zu frischem ist tiefgefrorenes Obst oder Gemüse. Es wird direkt nach der Ernte schockgefrostet verpackt und enthält dadurch noch seine Frischeeigenschaften mit den wichtigen Mineralien, Spurenelementen, Vitaminen und weiteren Inhaltsstoffen.

Regel Nr. 2: Fünfmal Obst und Gemüse am Tag!
Diese Faustformel befürwortet auch die Deutsche Krebshilfe e. V. Die Deutsche Gesellschaft für Ernährung e. V. (DGE) präsentiert auf ihrer dreidimensionalen Lebensmittelpyramide sämtliche Lebensmittel. Am Fuß jeder Pyramidenseite sind jeweils die Lebensmittel abgebildet, die gut für uns sind, an der Spitze solche, die selten auf unserem Speiseplan stehen sollten. Über die Mengen informiert der Ernährungskreis auf der Unterseite der Pyramide. Man kann also übersichtlich erkennen, wie viel man wovon essen sollte. Prospekte hierüber sind unter anderem erhältlich bei den oben genannten Institutionen (siehe Anhang).

Regel Nr. 3: Auf das richtige Fett kommt es an!
Fett ist nicht gleich Fett. Es gibt „schlechte" Fette, aber auch „gute". Zu den guten, empfehlenswerten Fetten gehören jene in Fischen, Nüssen, Raps-, Soja-, Walnuss- sowie Olivenöl. Zu den weniger empfehlenswerten Fetten gehören solche in fettreichen Wurst- und Käsesorten oder im Gebäck. Dein Körper benötigt durchaus Fett, denn beispielsweise Vitamin A braucht Fett, um sich spal-

ten zu können. Daher sollte man seinen Fettkonsum auf keinen Fall einstellen. Auf das richtige Fett solltest du jedoch achten.

Regel Nr. 4: Viel trinken!
Achte darauf, dass du genügend Flüssigkeit zu dir nimmst. 1,5 bis zwei Liter am Tag sollten es schon sein. Empfehlenswert sind stilles Wasser oder Tee (kein schwarzer Tee). Besonders erwähnt sei an dieser Stelle der Lapacho-Tee, der mit seinem hohen Gehalt an Mineralien und Spurenelementen besonders wertvolle Inhaltsstoffe bietet. Auch Gemüse-, Vitamin- oder Direktsäfte sind wichtige Energielieferanten. Diese sollten jedoch in einem angemessenen Maß über den Tag verteilt zu sich genommen werden. Denn ein Zuviel an Säften kann zu einer Übersäuerung des Körpers führen. Es sollte bevorzugt Direktsaft (100 Prozent Saft) sein und weniger Nektar, der nur einen geringen Prozentanteil an Saft enthält. Ein Glas Saft zählt übrigens auch zur Faustformel „Fünfmal Obst und Gemüse am Tag".

Zudem beschert dir eine ausreichende Zufuhr an Wasser (Quellwasser) so ganz nebenbei ein jugendliches, frisches Aussehen. Du kannst deine Haut mit einem welkenden Blatt vergleichen, wenn du nicht genügend trinkst. Gießt du die Pflanze, erscheint sie wieder in schöner Pracht, genauso wie deine Haut, wenn du ihr Flüssigkeit gibst. Der Zellstoffwechsel deines gesamten Körpers wird angekurbelt und gesundheitsschädigende Schlacken werden ausgeschieden. Es versteht sich von selbst, dass Alkohol während der Chemo- oder Strahlentherapie ein Tabu ist. Befindest du dich jedoch einige Wochen danach wieder auf dem Weg der Besserung, ist ab und zu auch mal ein Achtel Rotwein (aufgrund des darin enthaltenen Pflanzenhormons Reservatrol, siehe S. 84) erlaubt.

Regel Nr. 5: Iss in Ruhe und Muße!

Bewusst essen bedeutet nicht nur, dass du auf die Auswahl deiner Speise achtest, sondern auch, dass du dir Zeit nimmst und die Nahrung in Ruhe und langsam aufnimmst. Beim Essen sollte kein Fernseher, keine angeregte Unterhaltung oder dergleichen „stören". Die Verdauung beginnt bereits im Mund. Nur, wenn du achtsam isst, „schlingst" du nicht. Nebensächlichkeiten lenken dich ansonsten dermaßen ab, dass das Essen zur „Nebensache" wird.

ZUSAMMENFASSUNG

Nicht nur auf mentaler Ebene gilt es, sich zu stärken. Auch dein Körper sollte gerade jetzt gesund ernährt werden. Meine fünf Regeln dazu lauten:

- Frische Nahrungsmittel wählen
- Fünfmal Obst und Gemüse am Tag
- Auf das richtige Fett kommt es an
- Viel trinken
- Iss in Ruhe und Muße

Krebshemmende Inhaltsstoffe in der Nahrung

Es gibt in der Nahrung sogenannte bioaktive Substanzen, die insbesondere bei Krebserkrankungen die Heilungschancen positiv beeinflussen:

Schutzstoff	Vorkommen	Wirkungen
Ballaststoffe	Gemüse, Obst, Hülsen-früchte, Vollkorngetreide, Nüsse, Saaten	verlängern die Verweildauer im Magen
Sekundäre Pflanzenstoffe:		
Carotinoide, Farbstoffe der Pflanzen, z. B. Betacarotin, Lycopin, Lutein	Möhren, Tomaten, Möhren-, Tomatensaft, passierte Tomaten, Kürbis, Mango, Aprikosen, Honig-melone, Kräuter, Fenchel, Kresse, Brokkoli, Paprika, Spinat, Wassermelone	antioxidativ antikanzerogen immunmodulierend
Flavonoide, gelbe, rote, violette, blaue Farbstoffe, z. B. Quercetin, Anthocyane	Zwiebeln, Sellerie, Rotkohl, Äpfel, Aubergine, Rote Bete, Pflaumen, Trauben, Beeren, Kirschen, Pfirsiche, Walnüsse, Olivenöl, grüner Tee	antimikrobiell antioxidativ antikanzerogen
Glucosinolate, schwefelhaltige Verbin-dungen, mit scharfem Geschmack	Kohlrabi, Brokkoli, Meer-rettich, Grün-, Rot-, Weiß-kohl, Rosenkohl, Blumen-kohl, Kresse	antimikrobiell Beeinflussung des Östrogenstoffwechels antikanzerogen
Sulfide, schwefelhaltige Verbindungen, z. B. Alliin	Lauch, Knoblauch, Schnitt-lauch, Zwiebeln, Bärlauch	antimikrobiell antioxidativ verdauungsfördernd blutdrucksenkend cholesterinsenkend
Phytoöstrogene, hormonähnliche Stoffe, z. B. Isoflavonoide, Lignane	Soja und Sojaprodukte, Leinsamen, Roggen-, Weizenvollkorn, Gemüse	regulierende Wirkung auf den Östrogenspiegel (östrogene oder anti-östrogene Wirkung) antioxidativ

Schutzstoff	Vorkommen	Wirkungen
Substanzen in fermentierten Lebensmitteln:		
Milchsäure und Milchsäurebakterien, z.B. Laktobazillen, Bifidobakterien	Sauerkraut (roh), Brottrunk, Salzgurken, Schnippeldebohnen (Schnippelbohnen), Kefir, vergorene Gemüsesäfte, Buttermilch, Joghurt, milchsaure Rote Bete	Verbesserung der Laktoseintoleranz cholesterinsenkend Beeinflussung des intestinalen Milieus Stimulierung des Immunsystems Senkung des pH-Wertes im Darm

Quelle: Ernährungsberatung Sonnenberg-Klinik, Bad Sooden-Allendorf

Falls du Fragen zur Ernährung in deinem jetzigen Zustand hast, bitte den Ernährungsberater des jeweiligen Krankenhauses oder der Rehabilitationseinrichtung, sich für dich Zeit zu nehmen. Ein entsprechendes Angebot findest du in allen Krankenhäusern und Reha-Einrichtungen. Auch deine Krankenkasse wird dir dazu Auskunft erteilen können.

Einige Tipps, die es in sich haben: Man sagt **Aprikosenkernen**, die sehr viel Vitamin B_{17} enthalten, eine besondere, die Krebszellen knackende Wirkung nach. Ich selbst nehme nach wie vor nahezu täglich jeweils einen Aprikosenkern zusammen mit einer getrockneten, ungeschwefelten Aprikose zu mir. Bitte aber nicht mehr als ein bis zwei pro Tag nehmen, da Aprikosenkerne Blausäure enthalten, die bei übermäßigem Verzehr gesundheitsschädigend ist. Auch **Äpfel,** insbesondere deren Gehäuse mit Apfelkernen, sollte man wiederentdecken und häufig in seinen Nahrungsplan einbauen. Ich selbst esse sie vollständig nur dann, wenn ich weiß, sie stam-

Aprikosenkerne sollen die Krebszellen „knacken" können.

men entweder aus dem eigenen Garten oder vom Biobauern.
Kiwis: Zwei Stoffe machen Kiwisaft besonders wirksam in der
Krebsvorbeugung. Lutein und der grüne Pflanzenstoff Chlorophyllin. Während Lutein Krebsgifte neutralisiert, wirkt Chlorophyllin stärkend auf das Immunsystem.

Rotem Traubensaft (auf die Aufschrift „Saft" achten, kein
„Nektar"; Saft enthält die volle Frucht, Nektar dagegen nur
Anteile davon) sowie **Rotwein** (in Maßen, nicht mehr als ein
Glas) spricht man gute Eigenschaften zu, Tumore zu knacken:
Forscher entdeckten die Wirkung des darin enthaltenen Pflanzenhormons Reservatrol. Es hindert Tumorzellen am Wachsen.
Holundersaft ist nicht nur eines der wirksamsten Mittel gegen
Erkältung. Studien beweisen, dass der Saft auch das vor Krebs
schützende Spurenelement Selen enthält. Das ist umso wichtiger, weil Selen in unserer Nahrung kaum vorkommt. Zwei
Esslöffel des Safts genügen, um die Selendepots aufzustocken.
Selendragees sind auch in der Apotheke erhältlich.

Tomatensaft, Tomatenmark: Der rote Pflanzenfarbstoff Lycopin optimiert die Immunwerte und verhindert die Entstehung
von Krebszellen. Krebsforscher empfehlen deshalb ein Glas
Tomatensaft täglich.

Gewürze wie Curcuma und Grüner-Tee-Extrakt sowie Shiitakepilze haben sich ebenso als krebshemmend erwiesen.

Sicherlich gibt es noch andere wirksame Stoffe, denen eine gute
Wirkung gegen Krebs nachgesagt wird. In der Natur findet man
beispielsweise diverse **Kräuter**, die entgiftend wirken und/oder

die Selbstheilungskräfte anregen. Zu nennen sind hier der Spitz-
wegerich, der als Stärkungsmittel dient und die Selbstheilungskräfte anregt, sowie gelber Löwenzahn, der dies ebenso vermag
und entgiftet. Die Blätter der Brennnessel
enthalten viel Eisen und Vitamin C. Gunter- **Viele Kräuter wirken**
mann entgiftet, leitet insbesondere Schwer- **entgiftend und/oder**
metalle aus. Wenn man sich für eine unter- **regen die Selbst-**
stützende Therapie in Form von Kräutern **heilungskräfte an.**
entscheidet, sollte man hierzu fachlichen Rat einholen. Es lohnt
sich allemal, sich über die vielfältige Auswahl an Kräutern und
deren gesundheitsfördernden Wirkung ausführlich zu informieren und sie entsprechend einzusetzen.

Die oben genannten Nahrungsmittel nahm ich verstärkt zu mir,
als ich begann, nach alternativen Methoden zu suchen. Diese
könnten also tatsächlich zur Genesung mit beigetragen haben.
Trotzdem nochmals mein Appell an dich, wirklich auf das
Zusammenspiel der einzelnen Kapitel zu achten, und nicht nur
einzelne Aussagen herauszupicken und umzusetzen. Dann hast
du eine Chance, dann kannst du gewinnen.

Nachfolgend nochmals die Eckpfeiler des Zusammenspiels:
Setze Prioritäten:
- Alles, was dir nicht gut tut – Trenne dich davon!
- Führe dir gute Dinge zu: geistig, seelisch, körperlich!
Pflege dich:
- Physisch: bewege dich!
- Psychisch: hab gute Gedanken (du bist, was du denkst)!
Achte auf deine Ernährung:
- Du bist, was du isst!

> **ZUSAMMENFASSUNG**
> Es gibt in der Nahrung sogenannte bioaktive Substanzen, die insbesondere bei Krebserkrankungen die Heilungschancen positiv beeinflussen. Informiere dich darüber und treffe letztlich deine eigene Auswahl.

Orthomolekulare Medizin

Die Bedeutung der Mikronährstoffe

Linus Pauling, Biochemiker und Nobelpreisträger, begründete das Prinzip der Orthomolekularen Medizin. Sie ist seit 1978 in den USA als Heilverfahren zugelassen und findet auch in Europa zunehmend Anerkennung. Vor allem zur Verbesserung des Immunsystems hat sie sich bewährt.

Unter Orthomolekularer Medizin versteht man die zusätzliche Einnahme von Substanzen zur Verhütung von Mangelerscheinungen und zur Beeinflussung von Erkrankungen. Zu diesen orthomolekularen Substanzen zählen Nährstoffe wie Vitamine, Mineralstoffe, Spurenelemente, Fettsäuren und Aminosäuren. Darüber hinaus werden heute Nahrungsinhaltsstoffe, die gesundheitsfördernde oder pharmakologische Wirkungen im Menschen entfalten, zur Orthomolekularmedizin gerechnet. Hierzu zählen die sekundären Pflanzenstoffe, aber auch Pre- und Probiotika sowie bestimmte Ballaststoffe. Ferner gehören einige Sub-

> *Mikronährstoffe helfen dem Körper, die Krankheitserreger abzuwehren und zu bekämpfen.*

stanzen ohne Nährstoffcharakter zur Orthomolekularmedizin, z. B. Enzyme.

Entscheidend ist die gezielte Auswahl und Konzentration der Ergänzungsstoffe. Eine wichtige Aufgabe der orthomolekularen Medizin liegt daher darin, dem Körper die entscheidenden Mikronährstoffe in bedarfsgerechter Dosierung und Zusammensetzung zuzuführen, um Krankheitserreger abzuwehren und zu bekämpfen.

Funktion des Immunsystems

Bekämpfung der Erreger

Im Laufe eines Jahres werden viele Anforderungen an die menschliche Abwehrkraft gestellt: berufliche und private Belastungen, Schwankungen im körperlichen Befinden und, wie in deinem Fall, Krankheiten müssen bewältigt werden. Das Immunsystem spielt dabei eine entscheidende Rolle, denn es bekämpft Bakterien, Viren und Pilze, setzt sich mit Umweltschadstoffen auseinander und ist an der Wundheilung beteiligt. Außerdem ist es in der Lage, Tumorzellen zu erkennen und zu zerstören.

Die Abwehrkraft ist vielen Anforderungen ausgesetzt: Belastungen, Schwankungen im körperlichen Befinden, Krankheiten.

Das Immunsystem ist ein hochkomplexes und sensibles Netzwerk, das über den gesamten Organismus verteilt ist. Zum Immunsystem gehören Organe, zum Beispiel Knochenmark, Thymus, Milz, Mandeln und Lymphknoten sowie spezielle Blutzellen. Die Bekämpfung der Erreger erfolgt durch zwei verschiedene Strategien, die sich gegenseitig ergänzen:

Die unspezifische, angeborene Abwehr der Erreger: Die zwei wichtigsten Verteidigungswerkzeuge des unspezifischen Abwehrsystems sind die Fress- und natürlichen Killerzellen. Gelingt es Viren oder Bakterien, in den Körper einzudringen (beispielsweise durch eine Wunde), werden diese Abwehrzellen aktiv. Sie identifizieren den Erreger, nehmen die fremde Zelle in sich auf und zerstören sie.

Die spezifische, erworbene Abwehr der Erreger: Manchmal können Eindringlinge aufgrund von geschickter Tarnung nicht sofort als gefährliche Fremdzellen erkannt werden. Dann kommt das spezifische Immunsystem zum Einsatz. Die Abwehrzellen des spezifischen Immunsystems sind zum Beispiel B- und T-Lymphozyten. B-Zellen können Erreger mit speziellen Antikörpern markieren und so für die Fress- und natürlichen Killerzellen kenntlich machen. Es gibt verschiedene Typen von T-Zellen. Die T-Helferzellen unterstützen die B-Zellen. T-Killerzellen vernichten – wie auch die natürlichen Killerzellen – Viren oder Tumorzellen. Nach dem Kontakt mit Erregern können sich sogenannte Gedächtniszellen bilden. Dringt ein Erreger mit den gleichen Erkennungszeichen erneut in den Körper ein, wird er von den Gedächtniszellen identifiziert und kann von den anderen Abwehrzellen schnell unschädlich gemacht werden.

Die Bekämpfung der Erreger erfolgt durch zwei verschiedene Strategien: die unspezifische, angeborene und die spezifische, erworbene Abwehr.

Schutz vor Freien Radikalen

Neben Krankheitserregern können auch sogenannte Freie Radikale die menschliche Gesundheit bedrohen. Radikale entstehen als „Abfallprodukte" zahlreicher Stoffwechselprozesse im menschlichen Organismus. Sie sind in der Lage, Körperzellen und das in ihnen enthaltene Erbgut zu schädigen. Weitere Ursachen für die Entstehung von Radikalen sind zum Beispiel Rauchen, Sonneneinstrahlung, Smog und Ozon. Zur Abwehr schädlicher Radikale stehen dem Körper verschiedene antioxidative Systeme zur Verfügung. Diese Systeme fangen Radikale ab und machen sie dadurch unschädlich.

Vitamine sind direkt in der Lage, Radikale abzufangen und dadurch zu neutralisieren. Sie müssen mit der Ernährung zugeführt werden, da der Körper sie nicht selbst herstellen kann. Verschiedene fett- und wasserlösliche Vitamine sind als Radikalfänger von Bedeutung. Da sie sich in ihrer Wirkung ergänzen, ist eine kombinierte Einnahme sinnvoll. Wichtige antioxidative Substanzen sind beispielsweise Carotinoide und die Vitamine C, E und A.

Antioxidative Enzyme können Freie Radikale neutralisieren. Sie werden vom Körper selbst gebildet. Hierzu muss der Organismus jedoch ausreichend mit Spurenelementen wie Selen, Eisen, Zink und Kupfer versorgt sein. Diese Spurenelemente müssen dem Körper über die Nahrung zugeführt werden. Durch Schadstoffeinflüsse wie Rauchen, Umweltgifte oder auch durch Stoffwechselprozesse gerät das Molekül aus seiner stabilen Balance. Es ist dann hochreaktiv und wird als Freies Radikal bezeichnet. Die Freien Radikale versuchen nun, aggressiv anderen Molekülen ein Elektron zu entreißen, um die entstandene Lücke zu schließen. Es kommt zu einer Kettenreaktion. In diesen schädigenden Prozess greifen Antioxidanzien ein, denn diese Anti-

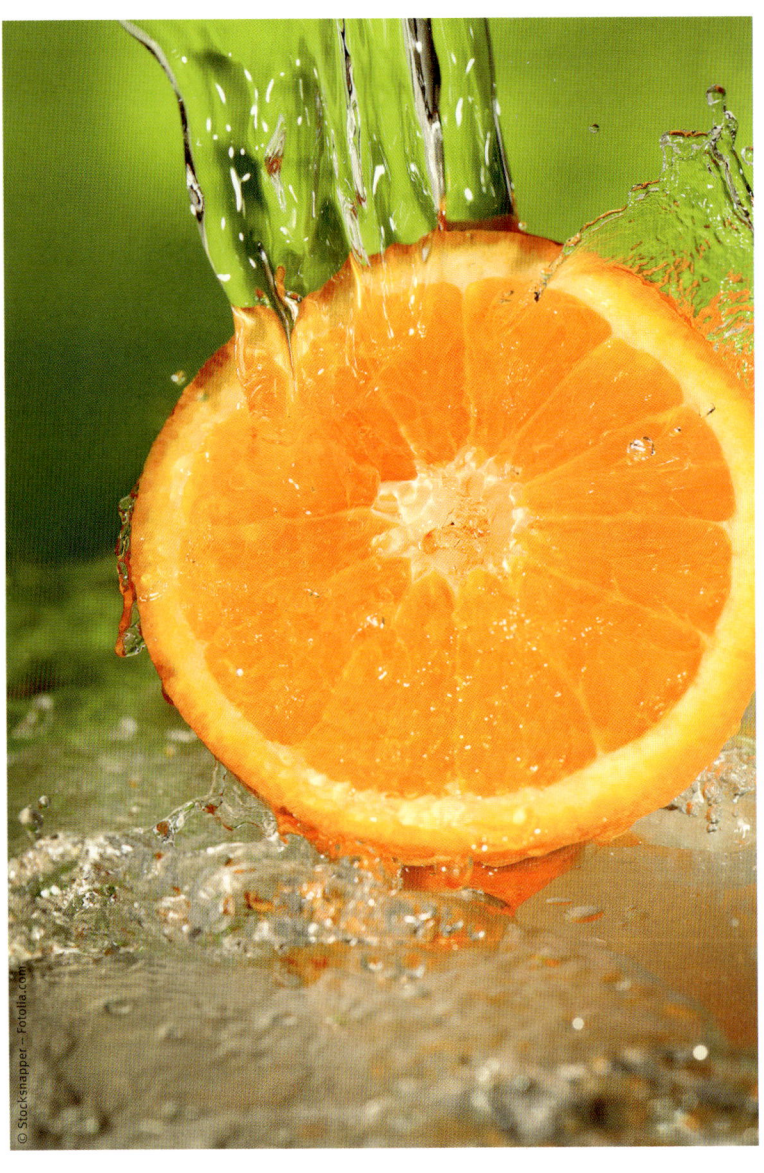

oxidanzien können Freie Radikale entschärfen. Sie geben Elektronen ab, ohne selbst zu aggressiven Molekülen zu werden. Zu den Antioxidanzien zählen die Vitamine A, C, E sowie Betacarotin und Selen.

Die richtige Ernährung ist entscheidend

Die Aufgaben des Immunsystems sind sehr komplex, daher ist es auf eine ausreichende Versorgung mit Vitaminen und Spurenelementen angewiesen. Einzelne Zellen des Immunsystems müssen ständig „nachproduziert" werden. Kommt es zu nahrungsbedingten Engpässen in der Mikronährstoffaufnahme, wird die Erneuerung der Zellen gestört, und die Abwehrkraft kann nachlassen. Es müssen daher alle benötigten Substanzen ständig in ausreichender Menge durch die Nahrung aufgenommen werden.

Durch folgende Faktoren wird unser Immunsystem stärker beansprucht:

- Chronische Erkältungen, Atemwegserkrankungen, Entzündungen, Durchfallerkrankungen
- Berufliche und private Belastungen
- Belastung durch Umweltschadstoffe
- Einnahme von Medikamenten
- Fehl- oder Mangelernährung
- Nach Operationen
- Sport
- Alter

Mikronährstoffe in der Nahrung

Zahlreiche Mikronährstoffe sind für eine reibungslose Funktion des Immunsystems von Bedeutung.

Vitamin C ist ein wichtiger Baustein zur Stärkung des Immunsystems. Vitamin C fängt Freie Radikale im Körper ab und macht sie unschädlich. Freie Radikale können Zellen und Gewebe unseres Körpers schädigen. Die geschädigten Zellen müssen dann von den „Putzkolonnen" des Immunsystems, den Fresszellen, „weggeräumt" werden. Durch ausreichend Vitamin C werden weniger Zellen geschädigt und das Immunsystem wird entlastet.

Vitamin C ist für die Synthese von Kollagen erforderlich, eine Substanz, die bei der Wundheilung für die Festigkeit von neu gebildetem Bindegewebe verantwortlich ist.

Vitamin A hat einen positiven Einfluss auf die Konzentration bestimmter Immunzellen, ist wichtig für die Aktivität der natürlichen Killerzellen und kann die Bildung von Antikörpern unterstützen. Die Integrität von Haut und Schleimhaut für eine gute Schutzwirkung erfordert die Anwesenheit von Vitamin A.

Betacarotin ist ein wirksamer Radikalfänger und kann zudem in Vitamin A umgewandelt werden. Außerdem hat es Einfluss auf die T- und B-Lymphozyten sowie die natürlichen Killerzellen.

Vitamin E kann die Aktivität verschiedener Zellen des Immunsystems steigern und ist ein wichtiger Radikalfänger. Es nimmt Einfluss auf so komplexe Systeme wie die Funktion der Zellmembranen, den Eiweißstoffwechsel und den Blutkreislauf.

Für den Stoffwechsel der Kohlenhydrate, Eiweiße und Fette werden die **B-Vitamine** benötigt.

Vitamin D ist wichtig für die Funktion der Immunzellen.

Zink hat Einfluss auf die Aktivität der Immunzellen.

Selen beeinflusst die Antikörperbildung und ist wichtig für die Funktion der Immunzellen.

Eisen ist wichtig für die Blutbildung und die Funktionen vieler Enzyme.

Jod ist ein zentrales Element des Schilddrüsenhormons, das zahlreiche Stoffwechselprozesse reguliert.

ZUSAMMENFASSUNG

Unter Orthomolekularer Medizin versteht man die zusätzliche Einnahme von Substanzen zur Vermeidung von Mangelerscheinungen. Entscheidend ist die gezielte Auswahl, um vor allem Mangelernährung vorzubeugen.

Geregeltes Leben

Unser Leben lang bewegen wir uns in immer wiederkehrenden Rhythmen. In der Hektik unseres Alltags haben wir diese Selbstverständlichkeit oft vergessen. Dass es immer wiederkehrend Tag und Nacht, Ebbe und Flut sowie die vier Jahreszeiten gibt, hat unter anderem mit der Kraft des Mondes und der Anziehungskraft der Sonne zu tun. Deshalb überhaupt ist Leben auf der Erde möglich. Mir hat es sehr geholfen, diesem Rhythmus des Lebens zu folgen. Wie oft machen wir die Nacht zum Tag, zwingen wir uns, wach zu bleiben, obwohl der Körper klare Signale sendet? Wie oft leben wir gegen unsere Natur, weil es von uns verlangt wird, obwohl wir viel lieber das Gegenteil tun würden?

Sicherlich gibt es in unserem gesellschaftlichen Leben Regeln. Ich möchte nicht dazu aufrufen, im großen Stil gegen unsere Kinderstube, Gesetze oder dergleichen zu verstoßen. Ich möchte dich aber dafür sensibilisieren, darüber nachzudenken, ob längst zum Alltag gewordene Abläufe dir wirklich guttun. Ein ungeregelter Alltag mit wenigen oder keinen Ruhepausen kann die körperliche, geistige und seelische Fitness gravierend beeinträchtigen. Gerade jetzt, wo du krank bist, ist es wichtig, auf einen geregelten Tagesrhythmus zu achten.

Gerade während der Krankheit solltest du auf deinen Tagesrhythmus achten.

Sicherlich hast du auch schon beobachtet, dass du im Frühjahr und Sommer, wenn die Tage lang und die Nächte kurz sind, einfach energiegeladener bist. Obwohl du vielleicht spät zu Bett gegangen bist, wachst du am nächsten Morgen recht früh auf, gehst beschwingt und wach durch den Tag. Das gleiche Programm bereitet dir im Herbst und Winter ungeahnte Schwierigkeiten. Woran liegt das? Unser Gehirn produziert in Dunkelheit mehr des Schlafhormons Melatonin, was uns müde werden lässt. Die Natur hat es so eingerichtet, dass wir gemäß der Jahreszeit mal aktiver und mal passiver agieren. Diesen Wechsel brauchen wir: Spannung und Entspannung. Nur wenn sich diese beiden die Waage halten, sind wir im Einklang, funktionieren wir und haben optimale Voraussetzungen, um gesund zu bleiben.

Das Immunsystem wird durch unnatürliche Wach- und Schlafzeiten geschwächt.

Ein Leben gegen den natürlichen Rhythmus belastet den gesamten Organismus und führt auf Dauer zu Krankheit. Gelingt es

uns, die Waage, die zur einen Seite gekippt ist, wieder ins Gleichgewicht zu bringen, werden es dir dein Kör-
per, dein Geist und deine Seele danken,
indem sie anfangen, wieder zu gesunden. Je
länger du allerdings das Ganze vernachlässigt
hast, desto mehr Geduld wirst du benötigen,
bis sie in die gesunde Gegenrichtung steu-
ern. Behalte die positive Wende bei, habe Geduld, bleibe bei dir
und deinen guten Gedanken! Es lohnt sich, du wirst sehen.

Wer gegen den natürlichen Rhythmus lebt, belastet seinen Organismus und wird auf Dauer krank.

Viele Menschen belächeln es, wenn man in diesem Zusammenhang auf die Kraft des Mondes zu sprechen kommt. Meine Erfahrungen mit dem rechten Zeitpunkt sind jedoch durchweg positiv,
und ich möchte sie mit dir teilen. Ich stellte fest, dass Operationen, die bei abnehmendem Mond durchgeführt werden (Notfälle
ausgenommen) – und nicht ausgerechnet an
dem Tag, an dem der Mond das dazugehörige
Organ durchläuft –, besser verliefen. Weiter
stellte ich für mich fest, dass alles, was man
seinem Körper an Stärkendem und Gutem
zuführen möchte, möglichst bei zunehmen-
dem Mond stattfinden sollte, und zwar an einem Tag, an dem der
Mond wiederum das dazugehörige Organ durchschreitet. Alles,
was dem Körper zur Stärkung zugeführt werden soll, entfaltet
seine Wirkung bei zunehmendem Mond am besten.

Operationen, die bei abnehmendem Mond durchgeführt werden, sind oft erfolgreicher und verträglicher.

Bei abnehmendem Mond geht mir außerdem alles leichter von
der Hand, ich bin unternehmungslustiger, wohingegen ich bei
zunehmendem Mond eher passiv und lustloser bin und zum
Ausruhen neige.

ZUSAMMENFASSUNG

Unser Leben lang bewegen wir uns in immer wiederkehrenden Rhythmen. In der Hektik des Alltags geht das manchmal unter. Mir hat es geholfen, den Rhythmus der Natur und des Lebens wieder bewusster zu spüren und auf einen geregelten Alltag zu achten. Dabei konnte ich Kräfte für die Dauer der Krankheit schöpfen.

Arzt oder Heilpraktiker?

Zusammen sind wir stark! Ich wünsche mir, dass Schul- und Alternativmediziner häufiger zusammenarbeiten würden. Leider aber betrachten sich Arzt und Heilpraktiker in der Regel immer noch als Konkurrenz. Sie werden entweder beide – getrennt voneinander – konsultiert, oder man entscheidet sich für einen von beiden. Ich bin allerdings der Ansicht, dass sich beide gut ergänzen und – was viel wichtiger ist – zum Wohle des Patienten Hand in Hand arbeiten sollten.

Arzt und Heilpraktiker betrachten sich oft als Konkurrenz und kooperieren zu selten.

Der Unterschied zwischen Schulmedizin und Naturheilkunde besteht darin, dass eine Krankheit jeweils unterschiedlich behandelt wird: Für den Schulmediziner ist ein Mensch krank, wenn dieser Veränderungen im Körper oder an den Zellen aufweist. Der Heilpraktiker dagegen wendet die Biologische Ganzheitstherapie unter Einbezug der Psyche an. Der Unterschied liegt jedoch nicht nur in der Verabreichung von Medikamenten verschiedener Herkunft oder Herstellungsart, sondern in der grundsätzlich anderen Ideologie des Behandlers.

Würden Schulmediziner und Heilpraktiker zusammenarbeiten, stünde man nicht vor der schwierigen Frage, wem man jetzt mehr vertrauen kann. Gerade in einer lebensbedrohlichen Situation entscheidet man sich erst einmal für die Schulmedizin. So habe ich es auch gemacht. Ich hatte aber außerdem das Glück, einen sehr guten Heilpraktiker zu finden. Er half mir mittels einer Kombination aus homöopathischen Heilmitteln, Vitamin- und Mineralkomplexen, Enzymen und Organotherapie (hierbei werden natürliche Regulations- und Stoffwechselsubstanzen injiziert). Ziel der Behandlung war, die Aktivität des Tumors zu stoppen und das Immunsystem zu stärken. Ich erhielt zum einen eine orthomolekulare Therapie (siehe Kapitel „Orthomolekulare Medizin). Was dem Körper an Vitaminen, Mineralien, Spurenelementen oder Fettsäuren fehlte, wurde ihm zugeführt. Wenn von einem Stoff zu viel da ist, schränkt man die Zufuhr ein. Grundidee dabei ist, dass das nötige Gleichgewicht im Körper wiederhergestellt wird – was nicht nur nach einer Chemotherapie wichtig ist. Zum anderen wurde mir über etwa fünf Wochen ein auf mich abgestimmter „Cocktail" verabreicht. Er enthielt unter anderem Mistelextrakte, die das Immunsystem aktivieren. Die Misteltherapie mit niedriger Dosierung dient der Stärkung der Abwehrkräfte; sie kann aber auch während einer Chemotherapie oder Bestrahlung durchgeführt werden. Hier kann sie den „Selbstmord" (Apoptose) der Krebszellen anregen und somit dazu beitragen, dass der Tumor nicht weiterwächst oder sogar kleiner wird.

Todkranke entscheiden sich aufgrund der „landläufigen" Meinung meist für den Arzt.

Ich erhielt sowohl eine orthomolekulare Therapie als auch einen „Spritzencocktail" aus verschiedenen immunstimulierenden Substanzen.

Zudem nahm ich Béres-Tropfen. Dieses Präparat wird unter anderem als Ergänzungstherapie für die Aufbesserung des allgemeinen Zustandes und das Gemeinbefinden von Tumorpatienten verabreicht.

Alles zusammen verhalf mir zu einer raschen und effektiven Regeneration, ja sogar bei Weitem mehr: Bei einem vierteljährlichen Untersuchungsrhythmus nach Ende der Chemotherapie stellte man ein dreiviertel Jahr später den ersten Rückgang des Tumors fest. Drei Monate zuvor hatte ich mit den biologischen Heilverfahren begonnen. Eine mögliche verzögerte Nachwirkung der Chemotherapie schlossen die Ärzte zum damaligen Zeitpunkt aus.

Die Reaktionen auf diese Remission fielen bei meinen Ärzten sehr unterschiedlich aus. Das Bad Mergentheimer Team war den Maßnahmen der Heilpraktiker gegenüber aufgeschlossen, wobei die Therapie nicht parallel zur laufenden Chemotherapie stattfinden sollte. Erst im Anschluss an die Chemo gab man mir „grünes Licht". Es gab allerdings auch Ärzte, die sich skeptisch oder gar ablehnend äußerten. Ich selbst lasse mich nicht aus der Ruhe bringen und gehe einfach meinen Weg weiter. Mit der Zeit bekommt man ohnehin ein besseres Gespür für sich und für das, was einem guttut. Danach handelt man und entscheidet. Meine Erfahrung jedenfalls ist die, dass gerade gute Heilpraktiker in ihrer Bedeutung und trotz exzellenter Erfolge immer noch verkannt werden, sowohl von Patienten, als auch von der Schulmedizin und den Krankenkassen.

Als Grund für die Remission schlossen die Ärzte eine verzögerte Nachwirkung der Chemotherapie aus.

Es wäre wünschenswert, dass sich ein Miteinander entwickelt, kein Gegeneinander, denn bei der Gesundwerdung sollte das Wohl des Menschen an erster Stelle stehen. Ich kann dir nur empfehlen, Therapien ergänzend zur Schulmedizin zu suchen. Wenn man sich darauf einlässt, erkennt man auf einmal neue Zusammenhänge. Vieles sieht man mit anderen Augen und traut sich, seinen Weg zu gehen, seinen eigenen, vielleicht ungewöhnlichen, aber heilsamen und erfolgreichen.

Mit der Zeit spürst du selbst, was gut für dich ist.

Im Prinzip bleibt jedoch jedem selbst überlassen, für welche Form der Therapie er sich entscheidet. Ich habe gelernt, abzuwägen, Meinungen zu vergleichen und – ganz wichtig – mich selbst zu informieren, um dann auch guten Gewissens fähig zu sein, überhaupt eine Entscheidung treffen zu können. Ein wenig habe ich auch gelernt, auf meine Intuition zu vertrauen.

ZUSAMMENFASSUNG

Dazu gibt es so viele unterschiedliche Meinungen. Ich selbst lasse mich nicht aus der Ruhe bringen und gehe einfach meinen Weg. Mir hat mein Heilpraktiker ergänzend zur schulmedizinischen Therapie auf jeden Fall sehr geholfen.

Chemotherapie: ja oder nein?

Das ist ein sensibles Thema – nicht nur, was die prinzipielle Entscheidung dafür oder dagegen angeht. Vorab eines – ganz ehrlich: Ich weiß nicht, ob ich den Mut gehabt hätte, mich gegen eine Chemotherapie zu entscheiden, wenn ich damals schon so viel über meine Krankheit gewusst hätte wie heute. Wahrscheinlich nicht, denn man trifft eben nicht so leicht unkonventionelle Entscheidungen – erst recht nicht, wenn man Angst hat.

Der Faktor Zeit

Es ist und bleibt eine schwierige Entscheidung, die man auf keinen Fall leichtfertig angehen sollte. Von den Ärzten wirst du nichts anderes hören, als dass es keine Alternative gibt, wenn du weiterleben möchtest. Der Zeitdruck erschwert die Entscheidung zusätzlich. Und so bleibt meist gar keine Gelegenheit, sich ausführlich über alternative Behandlungsformen zu informieren.

Ich weiß, dass du ganz alleine den für dich richtigen Weg finden musst. Ich kann und darf dir die Entscheidung nicht abnehmen – und darin besteht ja genau die Schwierigkeit. Ich möchte dich aber darauf hinweisen, dass es Erfolg versprechende Alternativen gibt. Ich wiederhole nochmals: Das gut funktionierende Zusammenspiel *aller* von mir dargestellten Maßnahmen führten zu meinem Gesundungsprozess. Und ich habe sie mit Bedacht gewählt – wenn auch erst nach Abbruch der ersten Chemotherapie. Es nützt nichts, sich einzelne Punkte herauszupicken und abzuwarten, dass ein Wunder geschieht. Hier steckt zugegebenermaßen Arbeit dahinter, doch schließlich geht es um dein Überleben. Das solltest du dir wert sein – das bist du wert! Wenn du tatsächlich in deinem Kopf, deinem Denken, deinen Ansichten, deinem Umfeld eine gravierende Änderung und

> **Selbst wenn du wolltest, du kannst nicht weitermachen wie bisher – du bist ausgebremst.**

Verbesserung vollziehst, wirst du nicht nur mit dem Überleben belohnt, sondern auch mit einem neuen Leben, einem schönen, besseren, lebenswerten, glücklichen. Auch wenn das noch weit weg klingen mag, denke immer daran, dass du jetzt ohnehin Zeit hast. Deine bisherigen Aktivitäten sind lahmgelegt. All deine bisherigen Verpflichtungen haben sich aufgelöst. Die Welt wird sich weiterdrehen – erst einmal ohne deinen Einsatz im bisherigen Alltag.

Jetzt geht es alleinig um dich. Wie gesagt: Du hast nun Zeit – wertvolle Zeit, die du nutzen kannst, um mit dem Umdenken anzufangen. Änderungen beginnen im Kopf, in deinem Kopf, im Denken! Lies die Kapitel in diesem Buch immer wieder durch. Sie sollen sich einprägen, sich festigen, in dein Unterbewusstsein übergehen! Du kannst sofort damit beginnen! Selbst, wenn du dich für die Chemotherapie beziehungsweise Bestrahlung entscheiden solltest, gebe ich dir Hinweise mit auf den Weg! Du findest es in den nachfolgenden Abschnitten.

Auch ich habe erst nach Abschluss der Chemotherapie die Zeit und Kraft gefunden, mich über die Zusammenhänge von Krebs, Psyche, Ernährung und weiteren Faktoren zu informieren. Zwar vorher vermutet, jedoch wirklich damit beschäftigt beziehungsweise dazu gekommen bin ich erst, als man mich nach der Chemotherapie als „austherapiert" heimgeschickt hatte, das heißt, man konnte aus ärztlicher Sicht zum damaligen Zeitpunkt nichts mehr für mich tun. Damals hatte ich natürlich Todesangst. Aber es war tatsächlich

„Wenn Sie nicht am Krebs sterben, dann an der Chemotherapie! Das, was Sie bekommen, kann man nicht lange geben!", sagte ein Arzt zu mir.

mein Glück, dass die Chemotherapie nicht weitergeführt wurde. So konnte mein Körper sich wieder erholen, zwar ganz langsam, aber dank der Hilfe meines Heilpraktikers, der mein Immunsystem gepusht hat, immerhin.

Ich erinnere mich daran, was ein Arzt zu mir sagte, als ich dabei war, mit ihm die Setzung eines Ports (siehe unten) zu besprechen. „Was? Das bekommen Sie? Na, wenn Sie nicht am Krebs sterben, dann an der Chemo. Das kann man nicht lange durchhalten!" Ich kann gar nicht beschreiben, welcher Schreck mir in meine Glieder fuhr, zumal ich ohnehin schon Todesangst hatte.

Lass dich in deinem Wunsch, wieder gesund zu werden, nicht beirren oder entmutigen.

Angesichts solcher Erlebnisse ist es umso wichtiger, dass du in deinem festen Wunsch, wieder zu gesunden, stabil bleibst.

Übrigens: Viele Ärzte lehnen Chemotherapie für sich und ihre Angehörigen ab. Als ich später einen Arzt danach fragte, bestätigte er mir dies – wenn auch ungerne. Trotzdem hatte ich damals nicht den Mut, abzulehnen – aus Unwissenheit und vor allem aus Angst, weil ich dachte, dass das meine einzige Chance sei, wieder gesund zu werden.

Die Auswirkungen der Chemotherapie

Die Chemotherapie greift massiv in deinen Organismus ein. Sie zerstört nicht nur die Krebszellen, sondern auch deine gesunden Zellen. Deshalb fährt dein gesamtes Immunsystem hinunter, und deswegen fühlst du dich anschließend kraftlos, müde. Besonders betroffen sind die Schleimhäute, die Haut, die Haare. Gerade diese Bereiche bestehen aus sich schnell teilenden Zellen, die bei der Chemotherapie mit zerstört werden. Des Weiteren verlierst du mit der Zeit Geschmack und Appetit. Gegen Übelkeit gibt es mittlerweile starke Tabletten, die allerdings starke Nebenwirkungen haben. Ebenso wird dir Cortison gereicht, um eventuelle entzündliche Prozesse, mit denen dein Immunsystem überfordert ist, einzudämmen. Cortison wiederum kann dein Gesicht, deinen Körper aufschwemmen. Dein Arzt klärt dich selbstverständlich darüber auf.

Die Chemotherapie zerstört nicht nur die Krebszellen, sondern auch deine gesunden Zellen.

Mit Bestrahlung habe ich keinerlei Erfahrungen gemacht, kann mir jedoch vorstellen, dass die Angst davor nicht minder ausfällt. Ganz wichtig ist, dass du dich ausreichend über die jeweilige Therapieform und deren Erfolgschancen informieren lässt.

Dein positives Denken und dein fester Wille, gesund zu werden, sind weiterhin wichtig.

Meine Ausführungen beschreiben lediglich meine persönlichen Erfahrungen. Egal wie du dich entscheidest, ich wünsche dir auf jeden Fall viel Kraft, Mut, Glück und Erfolg dabei. Dein positives Denken und dein fester Wille sind nun ganz wichtig und werden das Zünglein an der Waage sein.

Der Ablauf der Chemotherapie

Für diejenigen, die sich nach reiflicher Überlegung für die Chemotherapie entschieden haben, gibt es folgende Informationen: Heutzutage wird für die Chemo ein sogenannter Port (lateinisch, port = Tür, Tor) empfohlen. Das ist eine „Scheibe" etwa in der Größe eines 2-Euro-Stückes, die entweder in die rechte oder linke Schultervene implantiert wird. Dies geschieht in örtlicher Betäubung, kann auf Wunsch jedoch auch unter Vollnarkose durchgeführt werden. Durch diesen Port werden später die Medikamente mittels einer kleinen Nadel dem Körper zugeführt. Durch die Setzung eines Ports wird verhindert, dass die Venen „zerstochen" oder „zerstört" werden. Nach Beenden der Therapie und der eventuellen Aussicht, künftig keine Chemo mehr zu benötigen, kann der Port auf dem gleichen Weg wieder entfernt werden. Zurück bleibt eine etwa fünf Zentimeter lange Narbe (die Narbenführung kann beim Entfernen wieder benutzt werden, sodass später nur eine einzige Narbe sichtbar ist).

Das „Andocken" der Nadel an den Port ist nahezu schmerzfrei, wesentlich angenehmer als das Legen einer Venennadel. Alle vier bis sechs Wochen wird der Port mit einer Salzlösung zur bleibenden Durchgängigkeit desselben, ebenfalls wieder durch Anlegen einer kleinen Nadel, gespült.

Am besten, du beruhigst dich schon ab dem Zeitpunkt deiner Entscheidung zur Chemotherapie mit den Gedanken, indem du dir immer und immer wieder sagst: „O. K. In dem Moment, wo das Zeug an mich angeschlossen worden ist und in mich hineinfließt, werde ich mir bewusst machen, dass das jetzt – genau jetzt – die bösen Krebszellen zerstören wird.

Streich die Angst, ersetze sie durch positive Gedanken.

Und das geschieht: jetzt!" Bleib bei diesem Bewusstsein die ganze Chemogabe über. Streich die Angst, ersetze sie durch positive Gedanken. „Ich bin gesund, in diesem Moment bin ich auf dem Weg, ich bin es!" Rede bewusst in der Gegenwartsform, nicht in der Zukunftsform. Dein Unterbewusstsein merkt sich das. Ebenso achte darauf, dass du alles positiv formulierst. Nicht: „Ich bin nicht krank", sondern: „Ich bin gesund!" Lern, all deine Zustimmungen positiv auszudrücken! Wenn dich jemand fragt, sag niemals: „Ich bin krank!". Sprich von: „Ich bin nicht gesund!" (siehe hierzu auch Kapitel „Carpe diem – nutze den Tag!").

Gut geholfen hat mir dabei übrigens das Affirmationsprogramm „Die Macht Ihres Unterbewusstseins" auf CD von Dr. Joseph Murphy. Dieses habe ich gerade während meines Krankenhausaufenthaltes immer wieder gehört, und es brachte mich auf meinem Weg hin zu „Positives-denken-Lernen" voran.

Wenn du dich nach der Chemogabe schwach fühlst, ruh dich aus, schlaf. Wenn dich Angst oder negative Gedanken vereinnahmen wollen, nutze das Meditations- und Visualisierungsprogramm, das ich im Kapitel „Carpe diem – nutze den Tag!" beschreibe, oder stell dir vor, wie du gesund etwas Schönes erlebst. Deiner Phantasie sind keine Grenzen gesetzt, Hauptsache, du denkst etwas Positives. Wenn dir nach weinen ist, lasse es durchaus zu, aber steigere dich auf keinen Fall hinein. Greif danach unbedingt zu aufbauendem Gedankengut. Ich kann dir nur empfehlen, meine Ratschläge aus diesem Buch sowie positives Motivationsmaterial anderer Autoren immer wieder zu lesen, zu hören, zu verinnerlichen. Kehr unentwegt zum Anfang oder zu den Kapiteln des Buches zurück, die dir für die Momente Hilfestellung bieten, in denen du sie brauchst. Mögen sie dir eine Stütze und ein Wegweiser, eine Brücke zum Leben sein, um es zu schaffen. Du kannst das!

Du solltest positives Motivationsmaterial immer wieder lesen, hören, verinnerlichen.

Fieber – zulassen oder unterdrücken?

Entgegen der Ansicht vieler Ärzte habe ich mich dafür entschieden, Fieber zuzulassen und nicht mit fiebersenkenden Mitteln zu unterdrücken – sofern es sich nicht um eine Vireninfektion handelt. Nach Ansicht des Mediziners Arno Thaller ist es eine wertvolle Heilungsmaßnahme unseres Körpers: Das effektivste Mittel, um das Immunsystem zu Höchstleistung anzuregen.

Fieber ist das effektivste Mittel, um das Immunsystem zur Höchstleistung anzuregen.

Arno Thaller hatte festgestellt, dass viele Krebspatienten einige Jahre vor ihrer Erkrankung auffällig selten hohes Fieber entwickelten. Während sie sogar glaubten, dass ihr Immunsystem stabiler sei, war eher das Gegenteil der Fall. Die Abwehrkräfte waren erlahmt. Hätte man einen kräftigen, kurzen Fieberschub zugelassen, hätten neben der Infektbekämpfung womöglich auch noch etwaige Krebszellen besiegt werden können. So aber wurde das Ganze ohne Fieber kuriert, und die Generalreinigung des Organismus wurde unterdrückt. Arno Thaller formulierte es so, dass, wer nie Fieber habe, einem Motor gleiche, der immer untertourig fahre – er verrußt! Fiebern hieße, den Organismus einmal richtig auf Hochtouren laufen zu lassen und dabei manchen Unrat buchstäblich zu verbrennen.

Nachdem ich mich über erfolgreiche Fiebertherapien bei Krebsbehandlungen informiert hatte (bieten viele Alternativ-Kliniken an), kam mir eine Erinnerung, die das oben Erwähnte stützen sollte: Ein paar Monate nach der Chemotherapie (mein damaliges Immunsystem war noch ziemlich geschwächt, ich war anfällig für Erkältungen) lag ich mit hohem Fieber im Bett. Ich nahm keinerlei Medikamente zu mir, da ich nach allzu leichtfertigem Umgang damit vorsichtig geworden bin. Es gibt immerhin auch „gute" Bakterien in unserem Körper, die zum Beispiel dazu dienen, einen Tumor „abzuräumen". Gäbe man in dieser Phase Antibiotikum, würden wohl diese nützlichen Bakterien zerstört und der Prozess des „Abräumens" jäh unterbrochen. Nicht auszudenken, was das bedeuten könnte.

Deshalb solltest du vorher sorgfältig abwägen, ob du mit „Kanonen auf Spatzen" schießen willst und ein Antibiotikum tatsächlich nötig ist. So probierte ich, die Erkältung auf die altmodische, herkömmliche Art „auszuschwitzen". In unserer heutigen Zeit mag das lästig klingen, der Körper hat sich mit Sicherheit aber etwas dabei gedacht, eine solche Reaktion zu aktivieren. Ich weise jedoch ausdrücklich darauf hin, dass man sich natürlich nicht überschätzen und das Ganze immer unter Aufsicht eines Arztes geschehen lassen sollte. Jedenfalls war dies im Winter 2006. Ende Januar 2007 entdeckte man die erste Remission. Was mir letztendlich geholfen hat, weiß niemand. Ich bin jedoch davon überzeugt, dass das Zusammenspiel und die Kombination der in diesem Buch genannten Maßnahmen zum Erfolg geführt haben. Treffend formulierte es Hippokrates: „Gesundheit ist die Harmonie der Lebensvorgänge und die Krankheit deren Störung."

ZUSAMMENFASSUNG

Das ist ein sehr sensibles Thema. Ich hätte, damals vor die Wahl gestellt, sicherlich nicht gewagt, mich gegen die Chemotherapie zu entscheiden. Letztlich ist es wohl das Zusammenspiel aller Therapieformen, die zur Gesundwerdung führen.

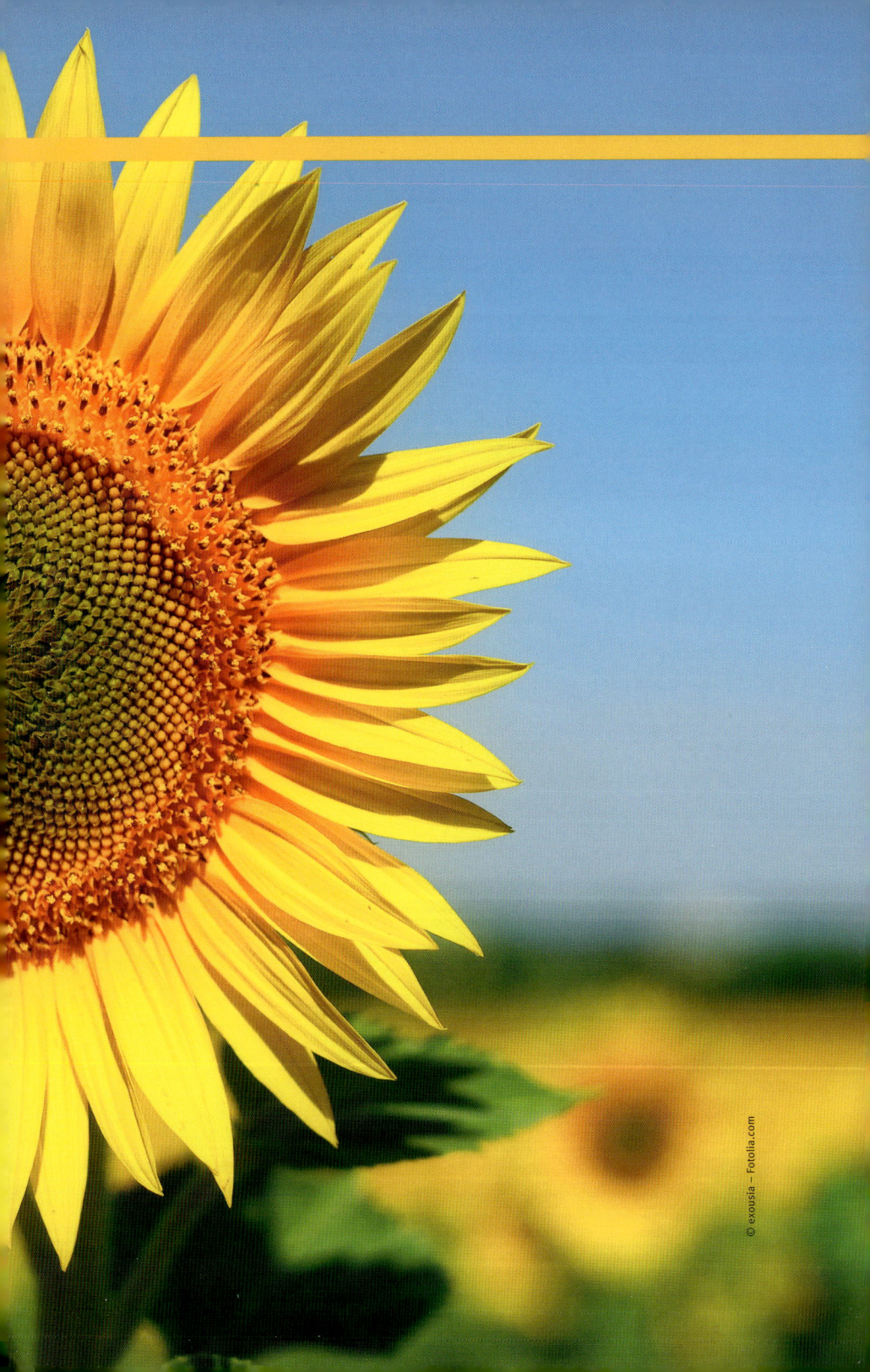

Heute bin ich glücklich

Ich wünschte, ich hätte es weniger bitter erfahren müssen, aber ich habe viel gelernt. Für mich und mein weiteres Leben. Ja, ich möchte soweit gehen, dass ich behaupten kann, ich habe ein großes Stück Weisheit erlangt. Wenn mir am Tag der Diagnose und wenig später jemand gesagt hätte „Diese Krankheit hat einen Sinn!", ich hätte das als zynisch empfunden und nichts damit anfangen können. Heute weiß ich, es stimmt, und es hat mich geprägt. Ich führe heute ein bewusstes Leben, genieße es und kann voller Stolz und einem zufriedenen Lächeln bestätigen:

Ich bin glücklich!

Und genau das wollen wir schließlich über unser Leben zurückblickend sagen können.

Anhang

Adressen

Deutsche Krebsgesellschaft e. V.
TiergartenTower
Straße des 17. Juni 106–108
10623 Berlin
Tel.: 030 32293-2900
E-Mail: web@krebsgesellschaft.de
www.krebsgesellschaft.de

Deutsche Krebshilfe e. V.
Buschstraße 32
53113 Bonn
Tel.: 0228 72990-0
E-Mail: deutsche@krebshilfe.de
www.krebshilfe.de

Gesellschaft für Biologische Krebsabwehr e. V.
Voßstraße 3
69115 Heidelberg
Tel.: 06221 1380-20
www.biokrebs-heidelberg.de

Deutsche Gesellschaft für Ernährung e. V. (DGE)
Godesberger Allee 18
53175 Bonn
Tel.: 0228 3776-600
www.dge.de

Empfehlenswerte Bücher

Ablass, W.: Leide nicht – liebe. Omega-Verlag 2006

Belitz H.D., Grosch W.: Lehrbuch der Lebensmittelchemie. Springer Verlag 1992

Bichler, A.: Ein Engel beschütze dich. Pattloch Verlag 2009

Cooper, D.: Der spirituelle Lebens-Ratgeber. Ansata Verlag 2003

Gärtner, L.: Autogenes Training – ganz einfach. Shaker Media Verlag 2008

Hay, L.L.: Gesundheit für Körper und Seele. Ullstein Verlag 2010

Hay, L.L.: Heile Deinen Körper. Lüchow Verlag 2008

Kuby, C.: Heilung – das Wunder in uns. Selbstheilungsprozesse entdecken. Kösel-Verlag 2005

Orthomed GmbH & Co. KG: Die Abwehrkräfte stärken! Mikronährstoffe für das Immunsystem.

Paungger, J., Poppe, T.: Vom richtigen Zeitpunkt. Heyne Verlag 2000

Rau R.: Gute Besserung. Groh Verlag 2001

Reglin, F.: Was Sie schon immer über Vitalstoffe wissen wollten. Ralf Reglin Verlag 2000

Souci, S.W., Fachmann, W., Kaut H.: Food Composition and Nutrition Tables. Medpharm Science Publishers 2000

Verres R.: Was uns gesund macht – Ganzheitliche Heilkunde statt seelenloser Medizin. Herder Verlag 2006

Wybranietz, K., Wybranietz, V.: Du schaffst es. arsEdition 2001 (nicht mehr lieferbar)

Zink, J.: Wege ins Freie. Kreuz Verlag 2008

Empfehlenswerte Musik

Johann Sebastian Bach: Jesu bleibet meine Freude

Wolfgang Amadeus Mozart: Klarinettenkonzert in A-Dur
KV 622 – 2. Satz Adagio

Wolfgang Amadeus Mozart: Ave, Verum Corpus für Orgel,
KV 618

Wolfgang Amadeus Mozart: Die Hochzeit des Figaro KV 492 –
Ouvertüre

Wolfgang Amadeus Mozart: Die Entführung aus dem Serail
KV 384 – Ouvertüre

Wolfgang Amadeus Mozart: Klarinettenkonzert in B-Dur,
KV 622: 1. Satz

Wolfgang Amadeus Mozart: Hornkonzert Nr. 4 in Es-Dur,
KV 495: 3. Satz

Wolfgang Amadeus Mozart: Serenade in B-Dur Gran Partita,
KV 361: 3. Satz

Wolfgang Amadeus Mozart: Sinfonia Concertante in Es-Dur,
KV 364: 1. Satz

Wolfgang Amadeus Mozart: Die Zauberflöte

DJ Ötzi: Ein Stern

Ich & Ich: Nichts bringt mich runter

Ich & Ich: Vom selben Stern

Robbie Williams: Old before I die

Rosenstolz: Gib mir Sonne/Michael-Roth-Newstyle-Mix

Status Quo: Rock'n Roll over the World

Xavier Naidoo: Dieser Weg

Empfehlenswerte Gedichte

Glaube an dich und deine inneren Kräfte
Ich wünsche dir
einen starken Willen
und viel Energie,
Menschen, die dir zuhören
und dir Zuversicht schenken.
Gönn dir die Ruhe,
die du brauchst,
um ein wenig Kraft zu tanken,
und habe Geduld mit dir.
Versuch dich
an den kleinen Dingen des Lebens
zu erfreuen,
genieße jeden Sonnenstrahl.
Gib die Hoffnung und den Glauben nicht auf,
denn sie lassen die Möglichkeit des Guten zu.

unbekannter Verfasser

Was ich dir wünsche
Kraftvolle Erinnerungen an gelungene Momente
der Selbstwerdung.
Mitten in deinen Selbstzweifeln wünsche ich dir
jenes unerwartete Wort, das aufrichtet zum nächsten Schritt,
jene zärtliche Geste, die bewegt zu mehr Selbstvertrauen,
jene Erinnerung, die vom Aufbruch aus auswegloser
Situation erzählt.
In unerwarteten Begegnungen sei dir geschenkt,
was dein Herz sucht.

Pierre Stutz

Mut, nur Mut
Wenn andere glauben,
man ist am Ende,
so muss man erst richtig anfangen.

Konrad Adenauer

Was ich dir noch wünsche
Ich wünsche dir nicht alle möglichen Gaben.
Ich wünsche dir nur, was die meisten nicht haben:
Ich wünsche dir Zeit, dich zu freu'n und zu lachen,
und wenn du sie nützt, kannst du etwas draus machen.
Ich wünsche dir Zeit für dein Tun und dein Denken,
nicht nur für dich selbst, sondern auch zum Verschenken.
Ich wünsche dir Zeit – nicht zum Hasten und Rennen,
sondern die Zeit zum Zufriedenseinkönnen.
Ich wünsche dir Zeit – nicht nur so zum Vertreiben.
Ich wünsche, sie möge dir übrig bleiben
als Zeit für das Staunen und Zeit für Vertrau'n,
anstatt nach der Zeit auf der Uhr nur zu schau'n.
Ich wünsche dir Zeit, nach den Sternen zu greifen,
und Zeit, um zu wachsen, das heißt, um zu reifen.
Ich wünsche dir Zeit, neu zu hoffen, zu lieben.
Es hat keinen Sinn, diese Zeit zu verschieben.
Ich wünsche dir Zeit, zu dir selber zu finden,
jeden Tag, jede Stunde als Glück zu empfinden.
Ich wünsche dir Zeit, auch um Schuld zu vergeben.
Ich wünsche dir: Zeit zu haben zum Leben!

unbekannter Verfasser

Von guten Mächten

Von guten Mächten wunderbar geborgen,
erwarten wir getrost, was kommen mag.
Gott ist bei uns am Abend und am Morgen,
und ganz gewiss an jedem neuen Tag.
Von guten Mächten treu und still umgeben,
behütet und getröstet wunderbar,
so will ich diese Tage mit euch leben
und mit euch gehen in ein neues Jahr;
noch will das alte unsre Herzen quälen,
noch drückt uns böser Tage schwere Last,
ach Herr, gib unsern aufgeschreckten Seelen
das Heil, für das du uns geschaffen hast.
Und reichst du uns den schweren Kelch, den bittern,
des Leids, gefüllt bis an den höchsten Rand,
so nehmen wir ihn dankbar ohne Zittern
aus deiner guten und geliebten Hand.
Doch willst du uns noch einmal Freude schenken
an dieser Welt und ihrer Sonne Glanz,
dann woll'n wir des Vergangenen gedenken,
und dann gehört dir unser Leben ganz.
Lass warm und hell die Kerzen heute flammen,
die du in unsre Dunkelheit gebracht,
führ, wenn es sein kann, wieder uns zusammen!
Wir wissen es, dein Licht scheint in der Nacht.
Wenn sich die Stille nun tief um uns breitet,
so lass uns hören jenen vollen Klang
der Welt, die unsichtbar sich um uns weitet,
all deiner Kinder hohen Lobgesang.

Dietrich Bonhoeffer

Wege des Menschen

Der Mensch hat dreierlei Wege, klug zu handeln:
durch Nachdenken, das ist er edelste,
durch Nachahmen, das ist der leichteste,
durch Erfahrung, das ist der bitterste.

Konfuzius

Zuversicht

Ein Blümlein, welk und schwach zugleich,
es darb im Winter dahin,
im Frühling hob es das Köpflein gleich,
„schau' her wie glücklich ich bin",
genauso wie in der Natur,
wirst du auch wieder erblüh'n,
ruh' aus und hoff' auf deinen Frühling nur,
dann wird dir's genauso ergeh'n.

Carola Ries von Heeg

Glück

Schließe meine Augen,
spüre in mich hinein.
Einem funkelnden Sternenregen gleich,
weicht das Dunkel der Nacht
und berührt mein Innerstes,
meine Seele,
bin wieder da
im Leben – verzaubert!

Carola Ries von Heeg

Mut

Mut ist kein Mangel an Angst
oder die Abwesenheit von Angst.
Es ist die Beherrschung von Angst,
die Kontrolle von Angst.   *Mark Twain*

Du bist umgeben von Institutionen und Systemen,
die alle zu wissen meinen, was du brauchst.
Sie machen dir Angebote und betonen,
wie gut es wäre, wenn du ihnen glauben würdest.
Ratgeber annoncieren ihre Künste,
Wissenschaftler verbessern deine Lebensqualität,
Gurus wollen dich retten,
und für jedes Problem gibt es Techniker und Ärzte,
Politiker und Weltverbesserer, die behaupten,
sie hätten dein Glück im Sinn.
Für alles gibt es einen Durchschnitt,
nach dem gemessen wird.
Die Statistiken häufen sich.
Du bist eine anonyme Zahl.
Darum ist nichts so wichtig
wie die Entscheidungen deines Lebens.
Es ist wichtig, dass du etwas willst,
in der Tiefe deines Wesens,
dass du etwas mit deinem ganzen Herzen glaubst,
dass du wählst, wie du leben willst,
und dass du deine innere Stimme hörst und ihr traust.

unbekannter Verfasser

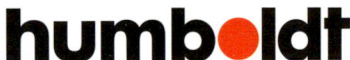

humboldt

...bringt es auf den Punkt.

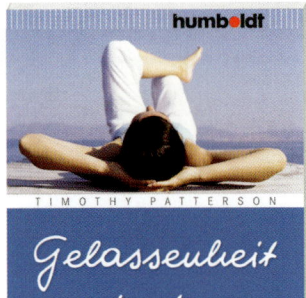

Timothy Patterson

Gelassenheit gewinnt

Entdecken Sie das Geheimnis des Erfolgs

humboldt –
Psychologie & Lebensgestaltung
204 Seiten
12,5 x 18,0 cm, Broschur
ISBN 978-3-89994-155-5
€ 8,90

Gelassenheit ist eines der großen Geheimnisse des Erfolgs, ganz gleich, um welche Art von Erfolg es sich handelt. Dieses Buch hilft Ihnen, Schritt für Schritt gelassener zu werden. Es erklärt konkrete Techniken, Übungen und Tricks. Sie bekommen viele kleine Hinweise, mit denen Sie in der Summe grundlegende Veränderungen bewirken können. Eine einfache Methode, weder anstrengend noch zeitraubend, sondern in erster Linie ein Spiel im Kopf.

- Ein Buch für mehr Gelassenheit im Alltag
- Mit vielen praktischen Tipps, Beispielen und Übungen
- Amüsant und kurzweilig geschrieben

Der Autor

Timothy Patterson arbeitet als Therapeut (Eheberatung und Lebensberatung) in Berlin und Edinburgh, als Vortragsredner und Seminarleiter. Seine Methode beruht auf der Kombination seiner Studienfächer Psychologie und Film- und Theaterwissenschaften.